名市大ブックス 13

ストレスとは？

～あなたに合う生き方のヒント

名古屋市立大学 編

ストレスを知って、うまくつきあう

名古屋市立大学　大学院医学研究科脳神経生理学　教授
飛田　秀樹

「○○さん、お仕事でストレスが大きいので大変ですね」ドクターの私がかけるこの言葉に対し「いや、ストレスは全くありませんよ」という方は、ほとんどいません。これほど市民権を得てしまった「ストレス」という言葉、この言葉の定義は何でしょう。

本来は、材料工学の専門用語です。物体に外から力が加わる時に「ひずみ」を生じさせる、物体内部の応力を示しています。「外部から精神的・肉体的な何らかの要因が加わり、身体の中でひずみが生じ、細胞・臓器・全身レベルで適応しようとがんばる内在力」と、ヒトの場合には考えることができそうです。

「ストレス」という言葉の歴史は、実は意外に浅いのです。生命科学の領域では1935年にアメリカの生理学者ウォルター・B・キャノンが、成体の恒常性をおびやかす外界からの侵襲が「ストレス」であると

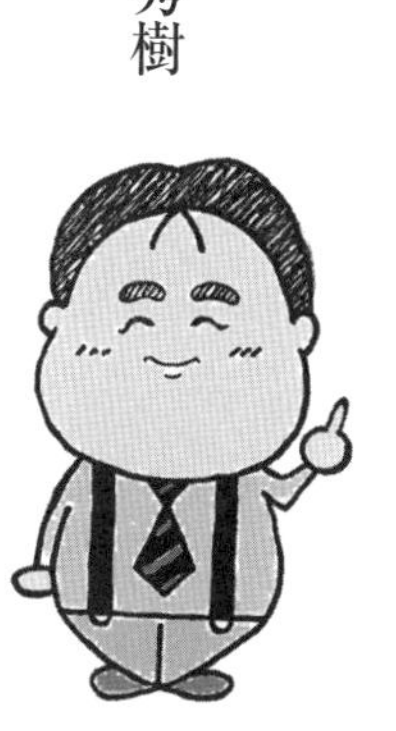

いう概念を提唱しました。また、ストレスにより生じる生体反応を〝fight or flight response〟（戦うか逃げるかの反応）と表現し、緊急時の生体反応としてとらえ、副腎髄質をふくむ交感神経系、循環器系、消化器系などの応答反応を明らかにしました。
その後、生体内で生じる反応を「ストレス」、それを引き起こす外からの要因を「ストレッサー」と、カナダの生理学者ハンス・セリエが定義しました。また消化性潰瘍、副腎腫大、胸腺委縮などのストレス時の生体反応も明らかにし、「汎適応症候群」として警告反応、抵抗期、疲労期に分類しました。

ここでは「適応」という言葉が用いられています。「適応？」と思う方に、以下の脳の働きについてのご説明をします。
脳の働きは、大きく2つに分けられます。すなわち、いきいきと生きるためのしくみ「動物的機能」と、呼吸や循環など生物として生きるための「植物的機能」です（117ページ・コラム2参照、脳死と植物人間のちがいを説明しています）。

私たちは、複雑社会の中でさまざまな外部からの刺激（ストレッサー）を受け、その刻々と変化する状況に最大限に適応しながら、いきいきと生きています。それはまさしく動物的機能のおかげです。

そのため、ストレスに対する反応（ストレス反応）が常に生じており、動物的機能（いきいきと生きる）を最大限に駆動させるという視点からも、ストレスの存在はとても重要であることが想像できると思います。事実、大きな意味での「ストレス」は、私たちが生きるためや成長するために必要なしくみであることを理解してください。

もちろん、過度なストレス（みなさんがとらえているストレスという意味）や慢性ストレスは、体によくありませんが、本書では、ストレスのプラスの面とマイナスの面という視点からも解説していますので、ご一読ください。


書店本部の仕入担当者に、「大学の教授陣が一般の方にわかりやすく解説した本が、多くの方に読まれないのは、もったいない」と言わせしめた名市大ブックス。この13巻では、原因や対処法だけでなく、少しちがった切り口からもストレスにアプローチしてみました。特にプラスの側面についても記載されたストレス関連本は多くはないと思いますので、楽しみながら、ストレスについての理解を深めていただければ幸いです。

目次
Contents

ストレスに立ち向かう体のしくみ

医学研究科脳神経生理学　教授　飛田 秀樹

日常生活の中では、ふとしたことが心に負担をかけ、ストレスになります。ここでは、ある執筆者のケースを例に取りながら、⑴ストレスに対してがんばる体の反応のしくみと、⑵慢性的なストレスによる体への影響について、解説していきます。

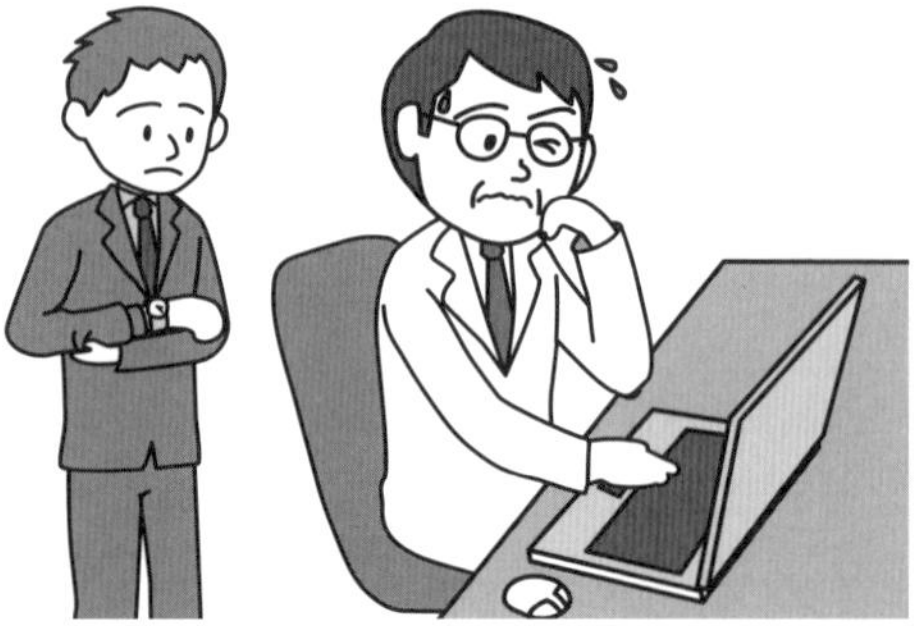

ストレスの一例：ある執筆者の場合

実際にあったある日の一コマです。＊「」は実際の会話、（）はその時の心情

事務：「先生、原稿はまだですか？」（もういい加減に早くしてくださいよ）

執筆者：「う〜、忙しいからもう少し待って〜」（別の仕事あるし、頭の中でまとまらないし、書くのやだなぁー。でもごめんなさいね）

また、別の日には次の強烈な出来事がありました。

事務:「先生、責任者の○○先生が、原稿提出が遅い！とお怒りです」(ほら先生、遅いから！)

執筆者:「お〜、どうしよう。でも、いろんな仕事もあり、すぐには出せないけど…」(Oh, my god！○○先生の顔が浮かぶ。こわい、こわい。)

ご想像のとおり、執筆者のストレスレベルは最高に達します(一方彼がうつになりにくいタイプの人間であることも、何となく想像がつくことでしょう)。

慢性的なストレスとうつとの関係が注目されていますが、この関係は本当の意味では学問的にわかっていないのです。ストレス・レジリエンス[※1]の脳のしくみが現在さかんに研究されており、そのしくみが明らかになれば、ストレスとうつとの関係がもう少し明らかになってくることでしょう。

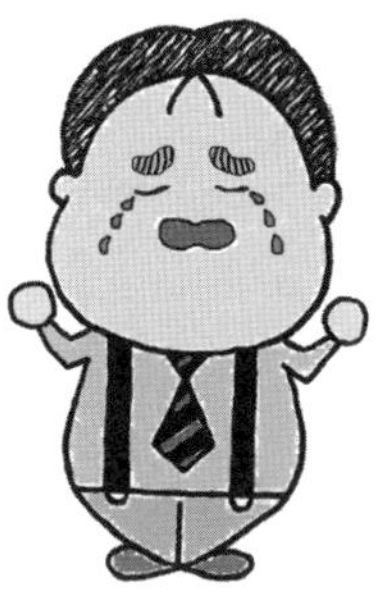

※1　**ストレス・レジリエンス**
ストレスに対する回復力、復元力。

ストレスに対しがんばる体の反応：ストレス反応

ストレスを誘発する外からの要因がストレッサーであることは、巻頭文で述べました。では、冒頭の会話における執筆者のストレッサーは何でしょうか。外からの要因ですから、多忙のため時間確保できない労働環境、締め切りが過ぎているという催促、○○先生がお怒りという情報、です。

執筆者自身の内からの要因もありそうです。大学教授としてしっかりと書かねばという生真面目さ（自尊心？）と、時間がないのを理由とする本音の部分です。まさに執筆者の「心」の中ではさまざまな葛藤、すなわち「ひずみ」が生じているのです。

複雑化した社会の中で生きる執筆者の体では、置かれた状況に最大限に適用しようとさまざまな反応が生じています。体の中の細胞ひとつひとつが、無意識に努力するようなしくみになっているのです。生体の反応こそが「ストレス反応」ということになります。

それでは、ストレス反応の基本となるしくみについて説明しましょう。

副腎皮質ホルモン

副腎（図表1）という臓器をご存じでしょうか。腎臓の上に帽子のように存在していますが、その発生の面から、副腎と腎臓とはまったく別のものです。副腎は、髄質と皮質から成り立ちますが、こちらもまったく別物が一体化している臓器です。大福もちを想像してください。あんが髄質で、もちが皮質と考えていただければよいでしょう。もちもあんも別々に作られますが、最終的に一体化しています。

ストレス反応に関係し重要なのは、おもに「副腎皮質」です。重量的にも副腎

※2　**ステロイド**
化学構造的にステロイド骨格を持つ物質の総称。

※3　**脂肪滴**
球形で脂質やタンパク質などをふくむ、細胞内小器官（オルガネラ）の1種。

図表1　副腎

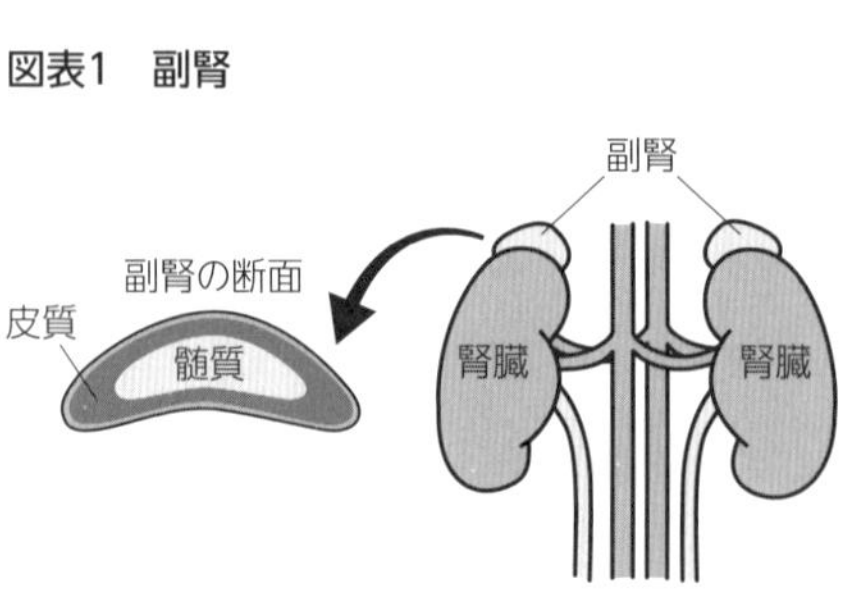

の90％くらいあります。日常の薬でよく耳にする「ステロイド」[※2]という言葉は、副腎皮質ホルモンのことを指しています。

副腎皮質ホルモン（電解質コルチコイド、糖質コルチコイド、副腎アンドロジェン）は、生体内で脂肪滴[※3]から（健康面では悪者あつかいされているが実は生体に必要な）コレステロールが遊離されミトコンドリアで合成が始まり、いくつかの酵素の反応により生成されています（図表2）。

生理作用の視点から、ナトリウムイオンの再吸収に関係し水分保持の影響が大きい「電解質コルチコイド（アルドステロンが代表的）」、細胞が活性化するための栄養源の血糖を上昇させる働きが大きい「糖質コルチコイド（コルチゾールが代表的）」、男性ホルモン作用が大きい「副腎コルチコイド（テストステロンが代表的）」に分類されています。化学構造的に似ていますので、当然ながら、糖質コルチコイド（コルチゾール）といえども多少なりとも電解質を変化させる作用があります。

副腎皮質を顕微鏡で観察すると、表層の球状層、中間層の束状層、深層の網状層の3層に分類されます。球状層はアルドステロン合成酵素を発現する最も若い細胞と考えられ、最終的にコルチコステロンからアルドステロン（電解質コルチコイド）が合成されます。束状層は細胞自身が少し分化し、アルドステロン合成酵素を発現しません。そ

図表2　ステロイドホルモン生合成

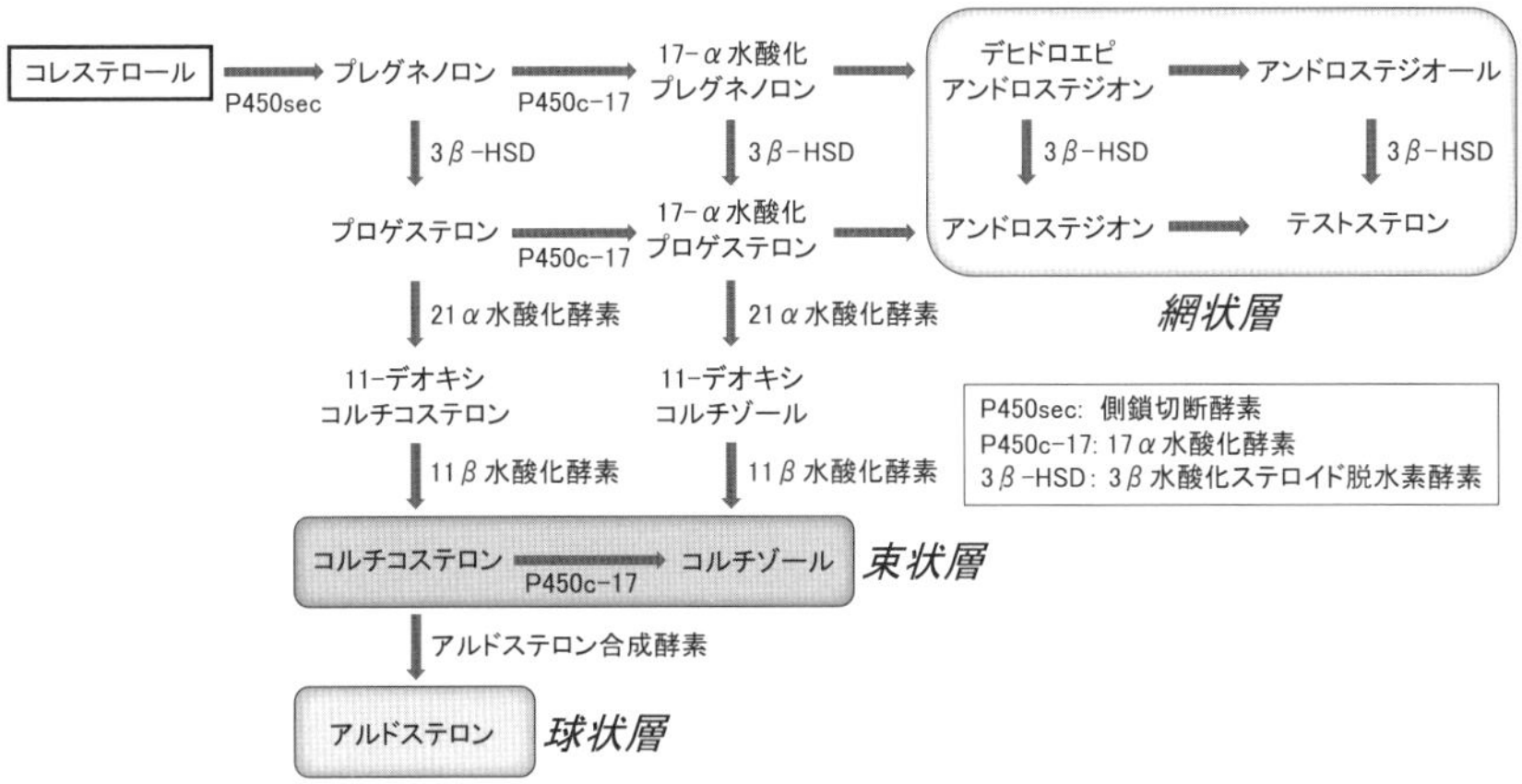

のため、最終的にコルチコステロンからコルチゾール（糖質コルチコイド）を合成しています。

正常なコルチゾールの作用

ステロイドホルモンという場合は、糖質コルチコイドを指していることがほとんどです。コルチゾールがその代表です。その作用を図表3にまとめました。

医療では、炎症を抑制する目的で使用されています。そのため、作用①による高血糖、作用③による骨粗しょう症や骨折しやすさ、作用④によるむくみや高血糖は、副作用とされています（都合の悪い作用は副作用とされます）。しかし、作用①～④は、実は「細胞が元気に活動する」ためには欠かせません。そのため、外部からストレッサーがふりかかると、「細胞が元気に活き活きと生きる」ためにコルチゾールが作用します。

日常における一過性の急激なストレス時（たとえば、手術後、かぜ、精神的ストレスなど）には、細胞の栄養源となる糖（グルコース）の供給と細胞内のさまざまな活動に重要なカルシウムイオンを供給するという、もともとは細胞によいメカニズムを駆動させていると考えると、理解しやすいでしょうか。

しかし、長期にわたる慢性ストレスでは、話は別になります。後述するように、記憶・学習や認知の脳神経系、免疫系、消化管系にさまざまな不都合が生じてしまいます。

図表3　コルチゾールの作用

①血糖を上げる: 糖新生や脂肪等の分解
②炎症を抑制する: 細胞内反応を凍結する結果として
③カルシウムイオン濃度を上昇させる: 骨の貯蔵カルシウムから
④ナトリウム再吸収による細胞外液量の増加

副腎皮質ホルモンの分泌と作用機構

では、どのようなメカニズムで副腎皮質ホルモンが分泌され、細胞に作用するのでしょうか。冒頭の会話で、事務担当からの催促や○○先生お怒りの情報を聞き、副腎皮質ホルモンの分泌がＭａｘ（最大）となるまでの、体のしくみを解説していきましょう。図表４は「視床下部―下垂体前葉―副腎皮質」の内分泌系を示したものです。

視床下部は内分泌系の最高位中枢だとよくいわれます。ストレス社会に生きる外界のさまざまな状況（感覚系からの外部刺激）や、体調などの体内の状況（内部環境）は、すべて視床下部に影響を与えています。たとえば催促の声やお怒りのようすを想像することは、視床下部に作用するのです。視床下部からは、副腎皮質刺激ホルモン（ＡＣＴＨ）を分泌させるためのホルモンであるＡＣＴＨ放出ホルモン（別名ＣＲＨ）が分泌され、下垂体前葉に作用しています。

下垂体前葉からはおもに6種類のホルモン（ＡＣＴＨ、甲状腺刺激ホルモン、成長ホルモン、卵胞刺激ホルモン、黄体形成ホルモン、プロラクチン）が産生されています。視床下部からのＣＲＨに応答し、下垂体前葉からはＡＣＴＨの分泌が高まっていきます。執筆者の体内では、○○先生の怒りに応答し、血中ＡＣＴＨはしばらく高値だったでしょう。

図表4　視床下部－下垂体－副腎系

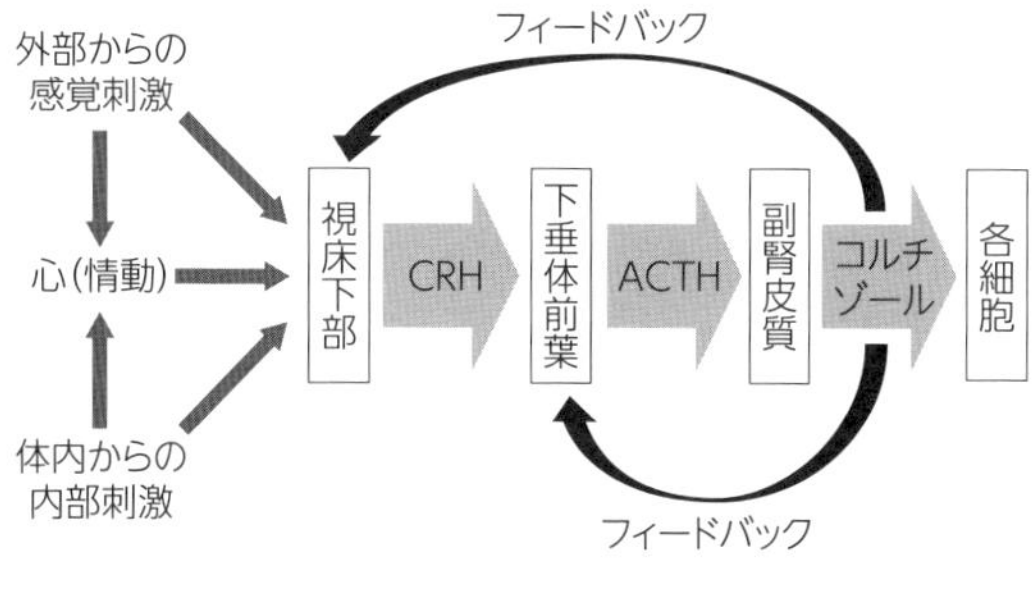

血中のACTHは副腎皮質に作用し、前述の副腎皮質ホルモンの合成がさかんになります。束状体から分泌されるコルチゾールが血中でかなり上昇する結末になります。「視床下部―下垂体前葉―副腎皮質」の生体内の命令系統は、どこか会社の組織（社長―部長・係長―従業員）に似ています。

脂溶性（油に親和性が高い）のコルチゾールは脂質二重膜の細胞膜を容易に通過し、細胞質内に存在するI型（グルココルチコイド）受容体やII型（ミネラルコルチコイド）受容体に結合し、その作用を発揮します。すなわち、コルチゾールが結合した受容体は細胞質から細胞の核内に移行し、二量体[※4]となって標的遺伝子のプロモーター[※5]部位に結合し、転写速度を調節しています。これは各細胞で作られるタンパク質の発現を増加させるということを意味しますので、「細胞が通常の状態より元気に活動する」ことになります。

臨機応変な調節メカニズム：フィードバック機構

では副腎皮質ホルモンの分泌調節は、どのようなしくみでしょうか。「フィードバック機構」という用語を聞いたことはないでしょうか。

前述のように、ストレス時には視床下部からCRHが分泌され、CRHに応答し下垂体前葉からACTHが分泌、それに応答し副腎からコルチゾールが分泌されます。フィードバック機構とは、分泌されたコルチゾールそのものが、視床下部からのCRH分泌をおさえ、また同様に下垂体前葉からのACTH分泌をおさえ

※4　二量体
同種の分子2個が化学的に結合して1つになっている状態。

※5　プロモーター
転写（DNAからRNAを合成する段階）の開始に関与する遺伝子の部分。

るようなしくみを指しています。「必要なホルモンが十分に分泌されたため、これ以上は分泌する必要がない」という調節が作動したのです。まさしく、従業員の声を、部長・係長さらには社長さんがよく聞き、会社運営されている優良会社のようなしくみです。

フィードバック機構には、ホルモンが結果として分泌抑制をもたらす「負のフィードバック機構」と、逆に分泌増加をよりもたらす「正のフィードバック機構」があります。この両方のしくみが作動し、体の中では各ホルモンは「その時その時の状況に応じ必要なホルモンの量を一定の範囲内」に維持しています。私たちの体は、精巧にできていることを実感していただけると思います。

慢性ストレスが体に与える影響

日常に生じる一過性の急激なストレスは、一時的なコルチゾールの上昇をもたらし、細胞を元気にさせる方向に働くことをお話ししました。確かに私たちはさまざまなストレスを体験しながら、肉体的にも精神的にも成長してきた側面もあります。プロ野球選手の自主トレやキャンプ、研究者の学会前の複数回の推敲と発表練習は、まさしく大きなストレスですが、この過程で成長しています。

一方、慢性的なストレスによるコルチゾールの作用は、ヒトの体に悪影響を与えていることも知られています。テスト前の睡眠不足とストレスで風邪をひいたのは私だけでしょうか。このような免疫系との関係性も明らかになってきました。

さらに、循環器系や消化器系との病気との関係も報告されています。ここでは脳神経系について触れたいと思います。

慢性ストレスでは、神経細胞そのものの形態学的[※6]な変化が起こり、ストレス反応、認知、記憶に変化が認められます。特に海馬や扁桃体、側頭葉での変化が報告されています。

海馬は、記憶・学習に重要な部位として知られ、副腎皮質ホルモン受容体のⅠ型とⅡ型の両受容体が発現しており、アルツハイマー型認知症では萎縮しています。また扁桃体は、喜怒哀楽などの心の変化（情動）をともなう経験の記憶に重要と考えられています。英単語は覚えられないのに対し、楽しい内容は一発で覚えられるのは、扁桃体のおかげです（感情を伴う内容は記憶されやすい）。

実は、通常ストレスに対する記憶のしくみは、２つの過程が関係しています。まずノルアドレナリンが扁桃体（外側基底核）で情動的な要素を作り（前述のように記憶されやすくなる）、さらに糖質コルチコステロン（コルチゾール）がこのプロセスを促進していると考えられています。

しかし、慢性ストレス時のようにコルチゾール値がすでに高値である場合は、扁桃体の情動的要素が逆におさえられてしまう、すなわち、記憶されやすい状況がなくなってしまうのです。

このように、慢性ストレスによるうつ状態で、記憶力が低下し、やる気が出な

※6　神経突起の分岐減少、シナプス末端の変化、神経新生の減少。

くなる、などの症状が見られる際には、血中コルチゾールの高値が持続的に続き、脳神経系に形態学的および機能的な変化がもたらされているようです。

さて冒頭の執筆者、上司お怒りの前のコルチゾール値はどうだったのでしょう。もともとこの値が高くてなかなか筆が進まなかったのか、神のみぞ知る！です。もちろんお怒り情報の入手後はＭａｘ値であったことは、容易におわかりですね。

細胞が感じるストレスのお話

薬学研究科細胞情報学　教授　林　秀敏

精神的、肉体的ストレスのほか、これらを構成している細胞こそ多種多様のストレスを常に受けていますが、うまくそれらに対応して生きていくことができています。この章では「細胞が感じるストレス」についてご紹介いたします。

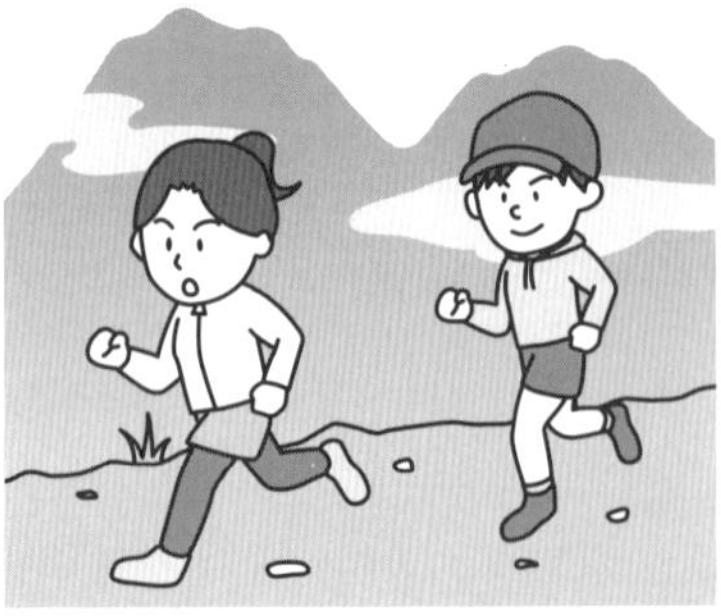

細胞の感じるストレスとは?

細胞といってもその大きさや形、役割も本当に多種多様です。しかも、それぞれ特別な役割を持ち絶妙に連携して、超高度な活動をいとも簡単に行っています。

細胞は多様でも、生きるために、動くために、そしてそれぞれの役割を果たすために、共通してエネルギーが必要です。車でいえばガソリン（最近は電池や水素もありますが）、太陽光発電ならば太陽の光、私ならばおいしい日本酒といったところでしょうか。

みなさんが小学校のころ、栄養のバランスをよく考えて食べましょう、特に3大栄養素は大事です！と教わりませんでしたか。そう、3大栄養素がなぜ重要かというと、いろいろな消化酵素によって3大栄養素がそれぞれ、ブドウ糖、脂肪酸、そして、アミノ酸に分解され、これらがエネルギーの源となっているからです。つまり、酸素を使ってこれらを燃やし、アデノシン三リン酸（ＡＴＰ）というエネルギーを生産しているのです。

※1 **3大栄養素**
糖質（炭水化物）、脂質、タンパク質。

通常、細胞はブドウ糖をおもに利用してエネルギーを作っています。このブドウ糖が少なくなると次は脂肪酸を利用し、それもなくなってくるとアミノ酸を燃やしてエネルギーを作っています。特に、脳は体全体の20％近くのエネルギーを使い、その大半がブドウ糖由来のため、脳が止常に機能するためには、1日に約120ｇのブドウ糖が必要だといわれています。過度なダイエットを行うと、燃料となるこれらの栄養素の供給が低下してエネルギーを十分に生み出せないため、細胞活動も低下してしまいます。

また、栄養素を燃やす際には「酸素」が不可欠ですが、動脈硬化などで血管が細くなったり、肺や心臓の働きが悪くなったりすると、全身の細胞に酸素を十分に行きわたらせることができません。そうなると、栄養不足の時と同じように細胞はエネルギーを効率よく作れず、本来のさまざまな活動ができなくなってしまいます。

このように、細胞は酸素や栄養素が足りなくなると、エネルギー不足のため、たちまち機能不全におちいります。細胞に負担となるこうしたストレスを、「細胞性ストレス」と呼んでいるのです。

細胞の内外で何らかの環境の変化が起こった時、たとえば酸素や栄養素の欠乏のほか、細菌やウイルスの感染、毒物の侵入、気温の変化、機械的な外力、紫外線や放射線の暴露、あるいは細胞の中の調子がおかしいなど、さまざまな環境の変化や刺激が加わることで、細胞はひんぱんにストレスを感じているのです。

細胞はストレスを感じるとどのように対応しているのか?

私たちの身体を構成する細胞は、さまざまな環境の変化に対応・順応できないと死んでしまいます。しかし、細胞にはこれらストレスを速やかに感知し、素早く対処し、ストレスを取り除くしくみを備えています。具体的に見ていきましょう。

最初に、酸素が少ない場合です。まず、細胞は酸素をなるべく使わないように細胞の活動スイッチを「酸素節約モード」に切りかえます。先ほどエネルギーを作る時は、酸素を使って栄養素を燃やすといいましたが、実は細胞は酸欠に備え、「解糖系」と呼ばれる、酸素をほとんど使わずにブドウ糖を分解してエネルギーを作る方法も備えています。酸素を使う方法(クエン酸回路―電子伝達系)に比べるとエネルギー産生効率はかなり悪いのですが、酸素が欠乏すると、酸素を大量に使うブドウ糖の燃焼法や脂肪酸の燃焼を控えることになります。

細胞内で新しくタンパク質を作ったり、細胞を動かしたりするためにも、多くのエネルギーを必要とするので、酸素が足りない、あるいはブドウ糖が足りないという時には、それらの活動を少しセーブします。

酸素消費の倹約のほか、積極的に酸素供給をうながすような工夫もしています。酸素欠乏を察知すると「低酸素応答」と呼ばれるプログラムが動き出し、低酸素誘導因子（ＨＩＦ）と呼ばれるタンパク質が増加します。このＨＩＦは酸素が十分ある時は細胞の中ですみやかに分解され、その発現量は少ないのですが、酸素が少なくなると安定化し、その量も増加します。このＨＩＦが酸素を運ぶ赤血球やそれを通す血管を増やす役割があり、少しでも酸素が全身に行きわたるようにするのです。運動選手が高地でトレーニングをするのは、高地の酸素濃度が低いことを利用して「低酸素応答」を人為的に発動させて赤血球などを増やすためで、平地でより大きな持久力や瞬発力などを発揮できるようにしているのです。「低酸素応答」の詳細なしくみを発見した※2３名の研究者は、２０１９年度のノーベル生理学・医学賞を受賞しています。

一方、タンパク質の供給が減少すると、新たなタンパク質を作るための原料のアミノ酸が不足するため、細胞はストレスと感じます。一部のアミノ酸は細胞内で新しく作ることができますが、体内で作ることのできないアミノ酸、いわゆる「必須アミノ酸」は外部からの供給に頼ることになります。このアミノ酸欠乏を検知すると細胞は「オートファジー（自食作用）」と呼ばれるプログラムを作動させ、細胞の中の一部を、新しく作った膜で囲い込み、その中で一気に分解して、タンパク質ならばアミノ酸にまでして、次に新しく作るタンパク質の材料とする

※2　米国ハーバード大学のウィリアム・ケーリン氏、米国ジョンズ・ホプキンズ大学のグレッグ・セメンザ氏、英国オックスフォード大学のピーター・ラトクリフ氏。

のです。このプログラムは不要あるいは不良のタンパク質を処分する目的でも働きます。

紫外線や放射線にさらされた場合はどうでしょう。細胞は強い紫外線や放射線を浴びると、遺伝子（ＤＮＡ）が切断されたり、変性したりして、キズがつくことがあります。また、細胞の中で産生される「活性酸素」と呼ばれる反応性の高い酸素やある種の化学物質も、遺伝子にキズをつけることが知られています。遺伝子にキズがつくと、正常にタンパク質が作られなくなるため、細胞の機能が低下します。そこで、この遺伝子のキズを修繕するために「ＤＮＡ損傷応答」と呼ばれるプログラムが作動します。遺伝子のキズを細胞が認識すると、まずは一時的に細胞の増殖を止め、その間にさまざまに傷ついた遺伝子を多彩な酵素によって修復していきます。また、このキズの状態がひどく修復不能な場合、細胞は「アポトーシス」[※3]を引き起こし、排除されます。

また、細胞の中には「細胞内小器官（図表1）」と呼ばれるさまざまな役割を持つ場所があり、そこでも「ストレス」を感じます。その中で「（粗面）小胞体」と呼ばれる場所では新たなタンパク質の産生とその品質管理をしています。一定の割合で構造異常のタンパク質ができてしまうのですが、これらは小胞体から製品として送り出せず小胞体内に不良品として蓄積され、小胞体の機能を低下させてしまいます。これを「小胞体ストレス」と呼び、不良タンパク質の蓄積を感知す

※3 **アポトーシス** プログラムされた細胞死。個体から不都合な細胞を除き、よりよい状態に保つため、細胞自体に組み込まれている仕組み。

図表1　細胞内小器官の模式図

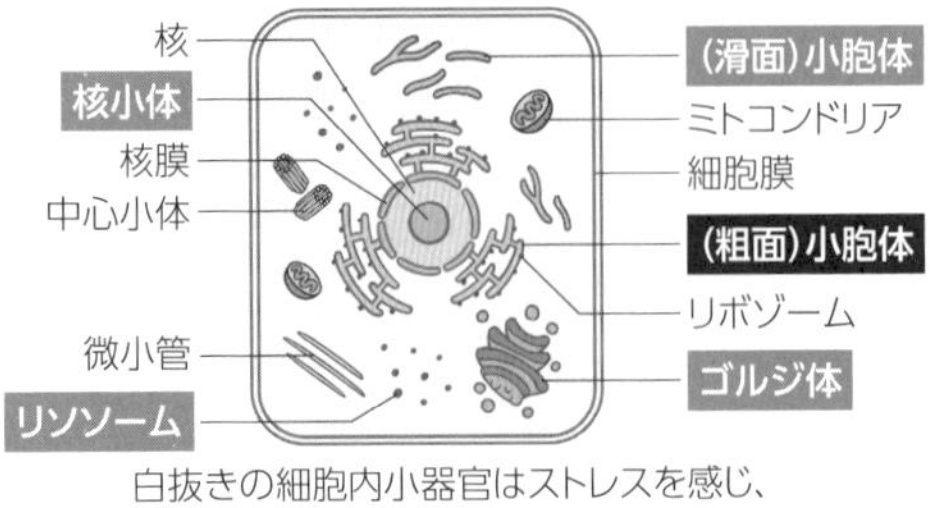

白抜きの細胞内小器官はストレスを感じ、ストレス応答することが知られている

るセンサーが作動します。すると、タンパク質の合成を一時的に止め、構造を正常にもどす働きのタンパク質を増やし、うまくいかないといったん不良タンパク質をアミノ酸にまで分解します。それでもまだストレスが解消できない場合は、アポトーシスに導くことになります。

この一連のプログラムが「小胞体ストレス応答」と呼ばれるもので、小胞体の機能の恒常性[※4]を担っています。

細胞性ストレス応答の制御異常による疾患と生理的機能

このように、細胞内外の環境が変化してストレスを感じると、細胞側はたくみにそれを解消するように対応する「ストレス応答」という仕組みを発現させるのです。しかし、中にはこの「ストレス応答」がうまく働かず、さまざまな疾患につながっている例も知られています。

先ほど、紫外線や放射線などで遺伝子にキズがついた時の「DNA損傷応答」についてお話をしましたが、このしくみがうまく働かなくなることがあります。つまり、遺伝子にキズがついてもそれを認識できなかったり、うまく修復できなかったりすると、細胞の遺伝子のキズは残ったままになるのです。この時、ほとんどの細胞は死滅しますが、中には異常な遺伝情報を持ったまま分裂してしまう細胞もあり、これが「がん」につながることがあるのです。遺伝子が損

※4 恒常性
生物の持つ重要な性質の1つで、生体内外の環境因子の変化に関わらず生体の状態が一定に保たれる性質、あるいはその状態をいう。健康を定義する重要な要素でもある。

傷した際の対応で重要な働きをしているのが「がん抑制遺伝子」と呼ばれている一群で、これらの因子が機能不全になると、「ＤＮＡ損傷応答」がうまく働かず、がんが発生しやすくなります。がん抑制遺伝子の中でも「ｐ53」は細胞の守護神、細胞の門番とも呼ばれ「ＤＮＡ損傷応答」の司令塔になっていますが、がんの多くで、ｐ53の遺伝子の変異や欠損、別のタンパク質による活性抑制などが起こっています。

また、がんは多くの場合、本来臓器でなかったところで増殖するため、近くに血管がなく、酸素や栄養素の供給が不十分です。するとがんは先述した「低酸素応答」を悪用し、新たな血管を作り、酸素や栄養素が届くようにするのです。

血糖値が高くなると、それを緩和するように膵臓のベータ細胞という細胞からインスリンというホルモンを産生するようになり、血糖値を下げてくれます。しかし、食生活が乱れ、血糖値が高い状態が長く続くと、ベータ細胞はインスリンを継続的に作り続け、構造の異常な不良のインスリンも少しずつ作られ、それが蓄積し、「小胞体ストレス」を起こすことになります。これが続くと最終的にベータ細胞は細胞死を引き起こし、細胞の喪失によってインスリンの産生能[※5]が低下します。これがⅡ型糖尿病発症の原因の一つと考えられています。

また、その産生のしくみはまだよくわかっていませんが、高齢になると、神経細胞内でいろいろな異常タンパクが産生され、しかもそれらを除去するしくみも低下するなどの理由で、異常タンパクが蓄積し、最終的に細胞死を起こして神経

※5 産生能
細胞では、物質やエネルギーを生成する能力。

細胞が失われることにより、アルツハイマー病やパーキンソン病、ハンチントン病などの神経変性疾患が起こるとも考えられています。

一方、正常な細胞の機能に細胞性ストレスが必要な時もあります。たとえば筋肉は、未熟な筋原細胞から筋細胞という成熟した細胞になるまでに、ストレスを受けることが必要といわれています。また、一度できた筋肉もギブスで固定したり、寝たきりになったりして使われなくなると細くなることが知られています。これは「廃用性筋萎縮」と呼ばれ、筋肉に機械的なストレスがかからなくなると起こることが明らかになっています。また、加齢による筋肉の減少と運動能力の低下は「サルコペニア」と呼ばれ、体調不良や骨折などで体を動かさなくなると、ますます筋肉が減少し、悪循環となり、寝たきりの原因になるといわれています。

細胞は上手にストレスに対処する

以上のように、細胞は絶えずさまざまなストレスにさらされていますが、ストレス応答という優れた対処法を持ち合わせており、ストレスを速やかにうまく解消し、恒常性を保つような工夫をしています。そのコントロールがうまくいかないとさまざまな疾患につながることがわかってきており、この異常をうまく制御できれば、疾患の治療にもつながることが期待されます。

ストレスと胃の病気

医学研究科共同研究教育センター 内視鏡医療センター 准教授 久保田 英嗣

みなさんもストレスで胃が痛くなったり、食欲がなくなったりしたことがあるのではないでしょうか。ここでは、ストレスがどのようなメカニズムで胃の病気を引き起こすのか、また、その診断のための検査や治療法にはどのようなものがあるのかなど、ストレスが引き金となる胃の病気について、見ていきましょう。

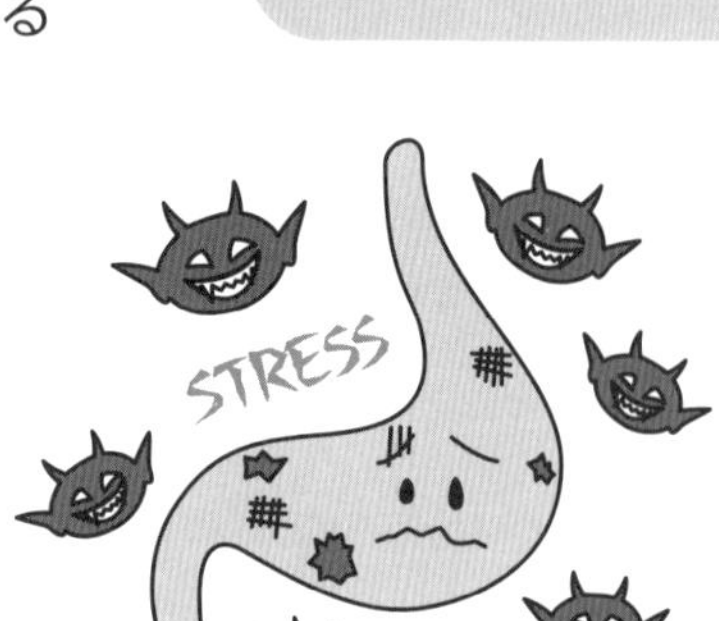

そもそも胃炎ってどんな病気？

現代は、多くの人が日々ストレスにさらされているストレス社会です。適度なストレスは、体にとって有益なこともありますが、過度なストレスは、いろいろな臓器の不調をもたらします。胃もその例外ではなく、ストレスによりさまざまなおなかの症状が生じます。その症状が一時的なストレスによるもので自然に治まれば問題はありませんが、症状が改善せずに慢性化してしまうと生活に支障をきたし、治療が必要になります。では、このような時、胃には何が起き、どのような病気が生じているのでしょうか。

胃の痛みや胃もたれなどの症状があると、まずは「胃炎」という病気を思い浮かべる方は多いでしょう。そして、「なにか悪いものでも食べたかな」「最近、ストレスがたまっているかな」「もしかすると悪い病気ではないか」など症状の原因となりそうなことに想像をめぐらせることでしょう。一般的には、症状のみで「胃炎」とされることが多いのですが、医学的には、胃カメラや胃粘膜の組織検査で胃に炎症が確認された場合に胃炎と診断されます。逆に胃カメラで胃炎と診断されてもほとんど症状がない場合もあります。おなかの症状により診断される胃炎と、胃カメラなどの検査により診断される胃炎が混同され使用されているのが現状ですが、ここでは後者の、検査により診断される胃炎について解説します。

胃炎には、急性胃炎と慢性胃炎があり、急性胃炎では、胃痛や胃のもたれ、はき気などの症状が生じ、ひどいものでは胃から出血し、吐血《とけつ》にまで至ることもあります。急性胃炎の原因には、薬物、飲酒、感染症などがあり、ストレスも誘因の1つとして知られています。一方で、慢性胃炎は症状がなく、健康診断や人間ドックの胃カメラで、偶然診断されることが多い病気です。慢性胃炎の原因には、ピロリ菌[※1]感染に関連したもの、薬剤によるもの、クローン病などの全身疾患に合併したものなどが知られています。特にピロリ菌感染率の高いわが国では、ピロリ菌感染に由来した慢性胃炎が多く見られます。

急性胃炎の治療としては、胃の粘膜を保護する薬や胃炎の原因となっている胃酸の分泌を抑制《よくせい》する薬などが使用されます。胃炎の誘因を除去することも重要で、

※1 ピロリ菌
胃の粘膜に生息するらせん形のバクテリア（細菌）。衛生状態のよくない環境の飲み水や食べ物を介して感染すると考えられ、感染のほとんどは免疫機能が未発達の幼児期に起こる。胃炎・潰瘍・胃がんの発生に関わるとされる。

お酒や鎮痛剤などの薬物が原因であれば、それらの摂取をひかえること、また、ストレスが原因であれば、ストレス解消に努めることが肝要です。慢性胃炎では、それぞれの原因に応じた治療を行います。ピロリ菌による慢性胃炎では薬によるピロリ菌の除菌治療を、全身疾患にともなう胃炎であればその疾患に対する治療を行います。慢性胃炎でもおなかの症状をともなう場合は、急性胃炎と同様に薬による治療も並行して行います。

ストレスで胃に穴が開く？

胃潰瘍《かいよう》は、胃粘膜の障害により胃にクレーター状のへこみが生じている病気で、ひどくなるとそのくぼみが胃の壁を貫通して胃に穴が開いた状態にまで悪化します。胃潰瘍は胃炎よりも重症化することが多く、出血によるショックや穿孔《※2せんこう》による腹膜炎を発症し、輸血や緊急手術を要することもあります。これまで日本では、ピロリ菌の高い感染率を背景に、ピロリ菌感染による胃潰瘍が大勢をしめていました。しかし最近では、鎮痛薬や抗血小板薬など胃粘膜を障害する薬を服用している高齢者の増加にともない、これらの薬による胃潰瘍が増えています。

ストレスと胃潰瘍の関連については、頭部外傷や全身熱傷などの重い身体ストレスおよび不安や抑うつなどの原因にもなる心理的なストレスが胃潰瘍の誘因になることが知られています。

心理的ストレスと胃潰瘍の関係について興味深いデータがあります。阪神大震

※2 穿孔
管状の臓器の壁に穴が開くこと。

災後の胃潰瘍の発症に関する調査から、ストレス単独では胃潰瘍の原因とはなりませんが、ストレスにはピロリ菌感染による胃潰瘍のリスクを高める作用があることが報告されています。どうやらストレスだけでは胃に穴が開いてしまうことはなさそうです。

胃潰瘍の治療には胃酸の分泌を抑《おさ》える薬がおもに使用されます。胃潰瘍は再発する傾向がありますが、ピロリ菌感染が陽性であれば薬による除菌治療が、または胃潰瘍の誘因となるストレスなどの解消が、再発の予防には有効です。

機能性ディスペプシアってどんな病気？

機能性ディスペプシア[※3]という病気は、胃カメラなどの検査では胃に異常を認めないものの、胃が痛かったり、もたれたり、また、はき気などの症状が慢性的に持続する病気です。一般的に「胃炎」と考えられている病気のイメージにもっとも近く、本章のテーマにもぴったりあった疾患といえるでしょう。

このあまり聞き慣れない病気は、実はとても多くの人が苦しめられていると考えられます。これまでの報告によると、定期検診として胃カメラを受けた人の14・1％が機能性ディスペプシアと診断されています（図表1）。また、なんらかの胃の不調があり胃カメラを実施された患者の9割以上に異常が認められず（図表2）、すべてとはいえませんが、このなかには相当数の機能性ディ

※3 **ディスペプシア** dyspepsia 消化不良を意味する、ギリシャ語源の単語。

図表1　胃検診での診断結果

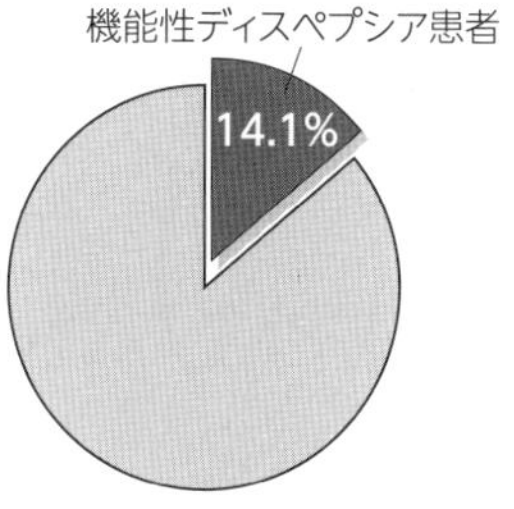

（Kawamura A, et al. J Gastroenterol Hepatol 16(4), 384-388, 2001 より作成）

図表2　内視鏡で認められた器質的疾患の割合

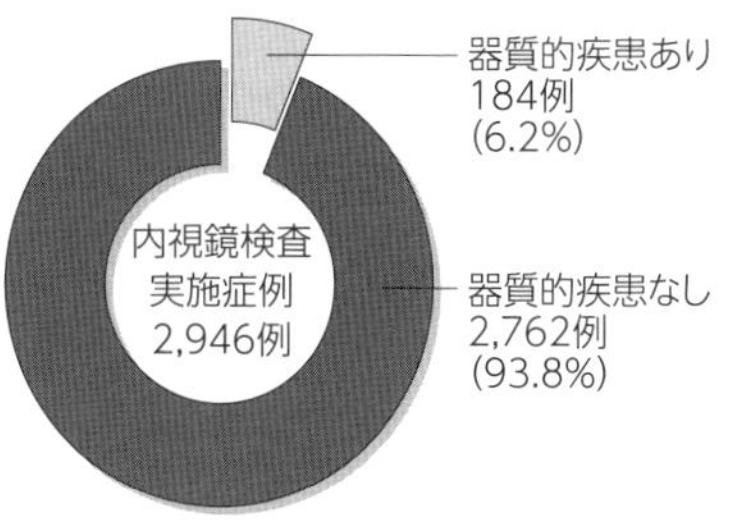

（Kinoshita Y, et al: Intern Med 50(20): 2269, 2011 より作成）

スペプシアの患者がふくまれていると考えられます。機能性ディスペプシアが身近な病気として感じられないのは、診断のための明確な検査がなく、「胃炎」と診断されることが多いためではないかと推測されます。また、症状が主体の病気で直接命には関わる病気ではないことも、影響していると考えられます。

機能性ディスペプシアの発症には、心理社会的な要因、遺伝的な要因、また、生活環境や胃腸の感染症、ライフスタイルなどいくつかの要因が複合的に関与しています。ストレスは心理社会的因子の1つで、「脳腸相関」[※4]というシステムを通じて、機能性ディスペプシアの発症に関与していると考えられています。脳と腸は自律神経系やホルモンなどを介して密に関連しています。自律神経は無意識に働き、胃腸のほか、心臓や血圧、体温調節など、生命を維持するための機能をコントロールしています。自律神経は交感神経と副交感神経から成り、この相反する作用を持つ神経のバランスが胃の機能を保つためには重要ですが、ストレスなどの刺激を受けると自律神経のバランスがくずれて胃の動きが抑えられ、それが機能性ディスペプシアの症状として現れます。さらに、ストレスは自律神経だけでなくホルモンの分泌や作用にも影響し、脳からのストレスホルモンの分泌により胃の運動が抑制されるだけでなく、食欲を増進させるホルモンであるグレリンの胃からの分泌が抑えられ、さらに、腸管から分泌される食欲を抑制するホルモンの作用が増強され、これらが脳に作用し機能性ディスペプシアの症状がもたらされます（図表3）。ストレス以外にも、飲酒量が多い人や睡眠不足、運動不足の人も自律神経の働きが乱れることで、機能性ディスペプシアの原因になります。

※4　脳腸相関
脳の状態が腸に影響を及ぼし、同様に腸の状態も脳に影響を及ぼしている現象。

図表3　脳腸相関とストレスによる胃腸症状

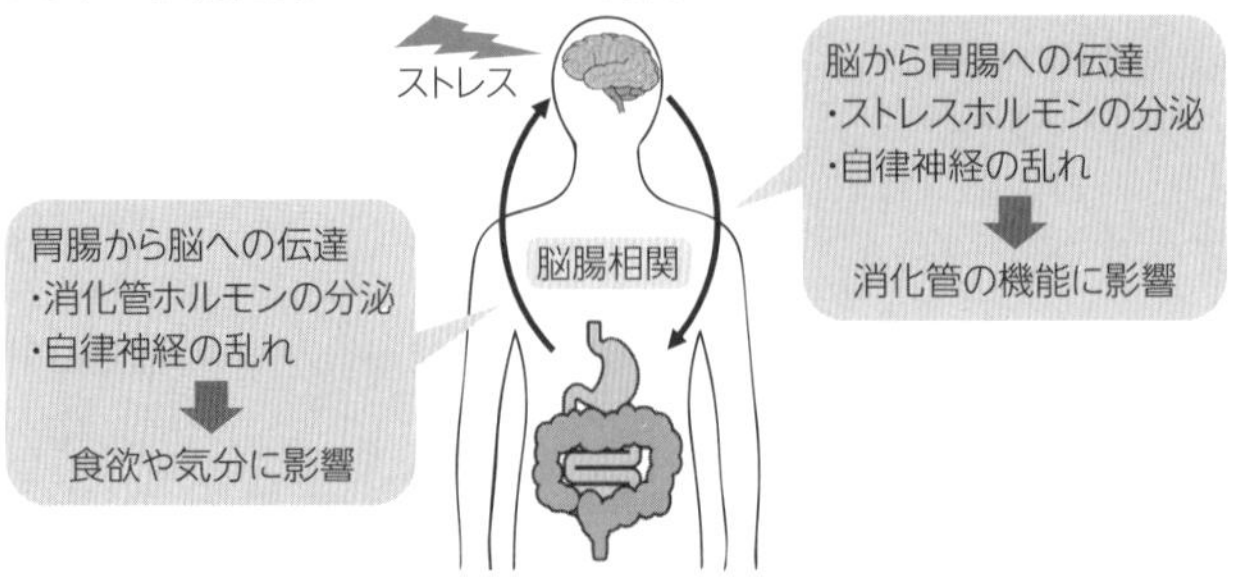

また、食事の時間が不規則、脂肪を多くふくむ食事を好んで摂取するといった食習慣も機能性ディスペプシアのリスクになると報告されており、このようなリスク因子が脳腸相関を介して機能性ディスペプシアの症状をもたらしていると考えられます。

症状の改善が機能性ディスペプシアの治療目標

機能性ディスペプシアでは、患者さんが納得・満足できる十分な症状の改善が治療目標となります。治療として薬物療法、心理療法、食事療法、生活習慣の指導などが行われます。

治療にあたっては、まずは、おなかの症状に加えて、誘因と考えられる心理社会的な背景もふくめて、しっかりと時間をかけて医師に話を聞いてもらうことが重要です。機能性ディスペプシアでは、症状だけでなく、その原因についても把握し、治療にあたる必要があるからです。しっかりと話を聞いてもらうためには、自分が信頼できる医師を見つけて診察を受けることが重要です。

薬物療法では、酸分泌抑制剤や消化管の運動機能を改善する薬剤などが使用されます。また、精神的なストレスが強い場合は、必要に応じて抗不安薬や抗うつ薬が使用されることもあります。機能性ディスペプシアでは、内服している薬に効果があると思いこむことで症状がより改善する「プラセボ効果」が期待できます。このプラセボ効果が得られる前提の1つに良好な患者—医師関係があります。

患者が医師の治療や説明を納得したうえで投薬治療を受けることで、より高い効果がもたらされると考えられます。

薬物以外の治療としては、機能性ディスペプシアの誘因となっているストレスなどに対する心理療法や、生活習慣の改善があります。心理療法とは、対話や訓練などを通して認知と行動に変容をもたらす治療で、機能性ディスペプシアの治療としては、ストレスなどの機能性ディスペプシアの誘因を評価し、患者さんがリラックスできる時間を意識的に持つことや、そのための生活習慣の改善を促す指導的な治療になります。食事に関しては、暴飲暴食は厳禁で、高カロリー脂肪食をひかえることで、症状の改善がもたらされます。嗜《し》好品については、禁煙が症状の改善をもたらす可能性が指摘されていますが、飲酒やコーヒーに関しては、はっきりとした関連は示されていません。

ストレスによる胃の病気に打ち勝つためには

近年、ウェルビーイングというキーワードが注目されています。ウェルビーイングとは、WHO[※5]憲章の中で「健康」の定義として採用された言葉で、一般的には「身体的、精神的、社会的にすべてが満たされた状態」を意味し、さまざまな分野でウェルビーイングの実現に向けた取り組みが行われています。ここまで見てきたように、ストレスと関連する胃の病気、特に機能性ディスペプシアの治療目標は、このウェルビーイングの達成と大きく重なっています。それだけに、ウェ

※5 WHO
世界保健機関（World Health Organization）。

ルビーイングの実現に向けた社会の取り組みの成否は、機能性ディスペプシアだけではなくストレスと関連する病気の今後の展望も左右するといえるでしょう。もちろん研究により「脳腸相関」の解明がさらに進み、新たな治療薬が開発されることも望まれます。

なにはともあれ、ストレスを感じ胃の調子が悪い時は、まずは信頼できる医師に、じっくりと話を聞いてもらうことから始めてみましょう。

「眠《ねむ》れない」あなたに伝えたい
～ぐっすり眠るための睡眠の知識

名古屋市立大学医学部　臨床准教授／公立陶生病院脳神経内科　部長　小栗　卓也

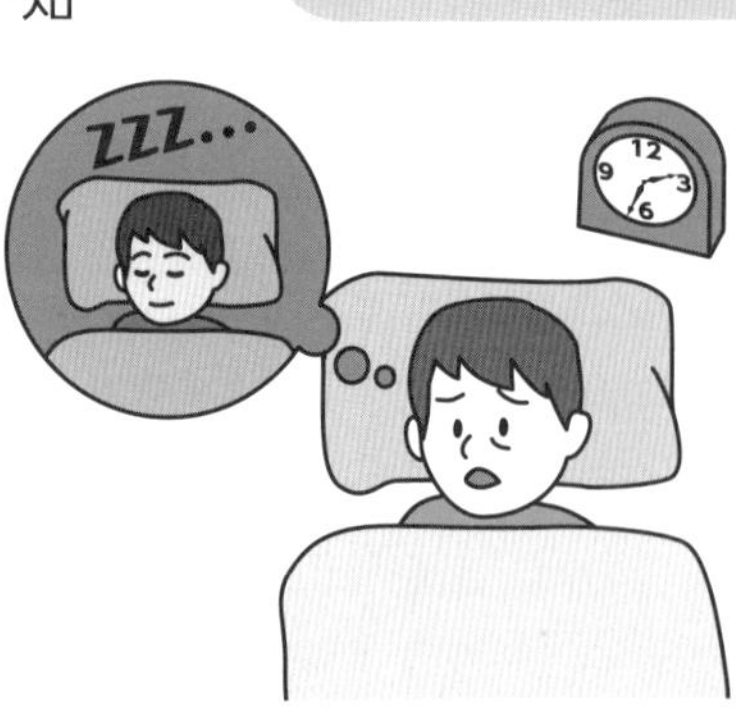

現代は多くの人が眠りの悩みを抱えています。ここでは睡眠のしくみを深く知りながら、みなさんが眠れない理由を探っていきます。

すこやかな睡眠に欠かせない4要素

眠りの主役は脳です。脳が健康を損ねると、「眠れない」にも「眠くてたまらない」にもなります。最初にすこやかな睡眠に必要な４つの要素について解説します。

①眠りの量（睡眠時間）

私たちが一晩に必要な睡眠時間はどれくらいでしょうか。よく「健康には８時間睡眠がよい」などといわれますが、実際は年齢や個人によってさまざまです。３５００名以上の健常人の睡眠検査データをまとめ、年代別の睡眠時間を示した研究があります（図表1）。それによると、20代では７～７・５時間であったのに対し、50~60代では6~6・5時間、70代では5・5~6時間、80代では5・5時間未満と、年代が上がるにつれ睡眠時間も短くなっているのがわかります。これは昼間の活動量やエネルギー消費量が加齢とともに減少し、睡眠の需要も減っていくためです。

ただ実際には睡眠時間は個人差が大きく、これより長い睡眠が必要な人もいれば、短い睡眠でも大丈夫な人もいます。結局、毎日同じ睡眠時間で過ごした時、朝の寝覚めがよく、昼間も元気に過ごせていれば、必要最低限の睡眠時間は取れていると考えます。

また寝床に入ったまま覚醒《かくせい》して過ごす時間も、加齢とともに長くなります。シニア世代の方は、寝つきに時間がかかったり、途中で自然に目覚めたり（中途覚醒）する方も多いと思います。それでも昼間はつらつと過ごせていれば、不眠症とは考えません。ふだん元気であれば、今より無理して長く眠ろうとする必要はありません。寝床で目覚めたまま過ごすことが実際の睡眠時間より1~2時間以上長い方は、寝床に入る時刻を遅らせるなどしたほうが、かえって熟眠感を得やすくなります。

②眠りの質（睡眠の安定性）

睡眠中は浅いノンレム睡眠と深いノンレム睡眠をくり返すほか、夢を見るレム睡眠が反復して出現しています。若年成人の睡眠では、前半に深いノンレム睡眠が出現し、レム睡眠―ノンレム睡眠の周期性が保たれ、中途覚醒はないかあって

図表1 睡眠検査で調べた健常人の年代別睡眠時間

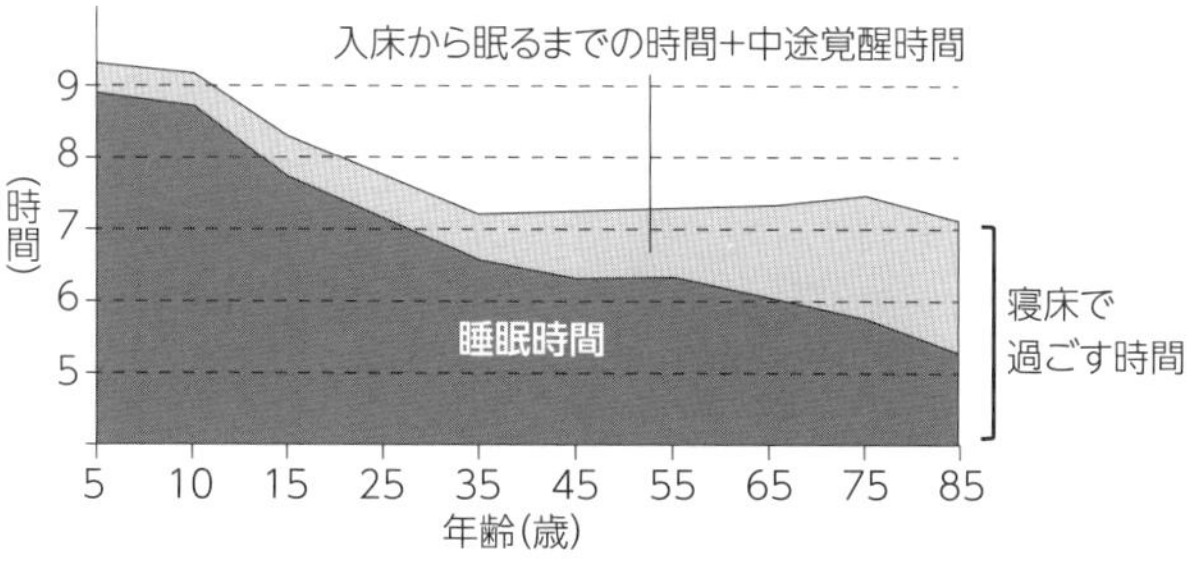

（Ohayon MM, et al. Meta-analysis of quantitative sleep parameters from childhood to old age in healthy individuals: developing normative sleep values across the human lifespan. Sleep 2004 をもとに作図）

もわずかです(図表2上)。

　一方高齢者の睡眠では、深いノンレム睡眠が減少し、中途覚醒が増加し、実質の睡眠時間も短くなっていきます(図表2下)。このような変化により、加齢とともに「寝つけない」「途中でよく目が覚める」「朝早く目覚め過ぎる」「熟眠感がない」などを自覚しやすくなります。

　加齢による質の変化にはあらがうことができません。夜ぐっすり眠るには「昼間活発に過ごして適度に疲れ、睡眠の需要を作る」「長過ぎる昼寝や夕方以降の仮眠をさける」「夜眠くない時は寝室からはなれ、リラックスして過ごす」など、昼夜のメリハリをつけて過ごすことが大切です。

　またアルコールも睡眠の質に大きく影響します。いわゆる「寝酒」で寝つきがよくなると感じる方もいます。しかし自律神経の興奮が入眠後もしばらく続くため、かえって眠りが浅くなり、中途覚醒が増え、睡眠全体としては質が低下します。晩酌は適量にとどめ、就寝時には酔いがしっかりさめているのが理想です。

③概日リズム(体内時計)

　私たちは通常の生活であれば、自然と夜同じ時間に眠くなり、朝同じ時間に目覚めます。これはヒトに「体内時計」が備わっているからです。

　体内時計の刻むリズムを「概日《がいじつ》リズム」といいます。「概《おおむ》ね」の字のとおり、ヒトの概日リズムは24時間より10分ほど長いことがわかっていま

図表2　睡眠ポリグラフ検査(PSG)でみた若年成人と高齢者の睡眠のちがい

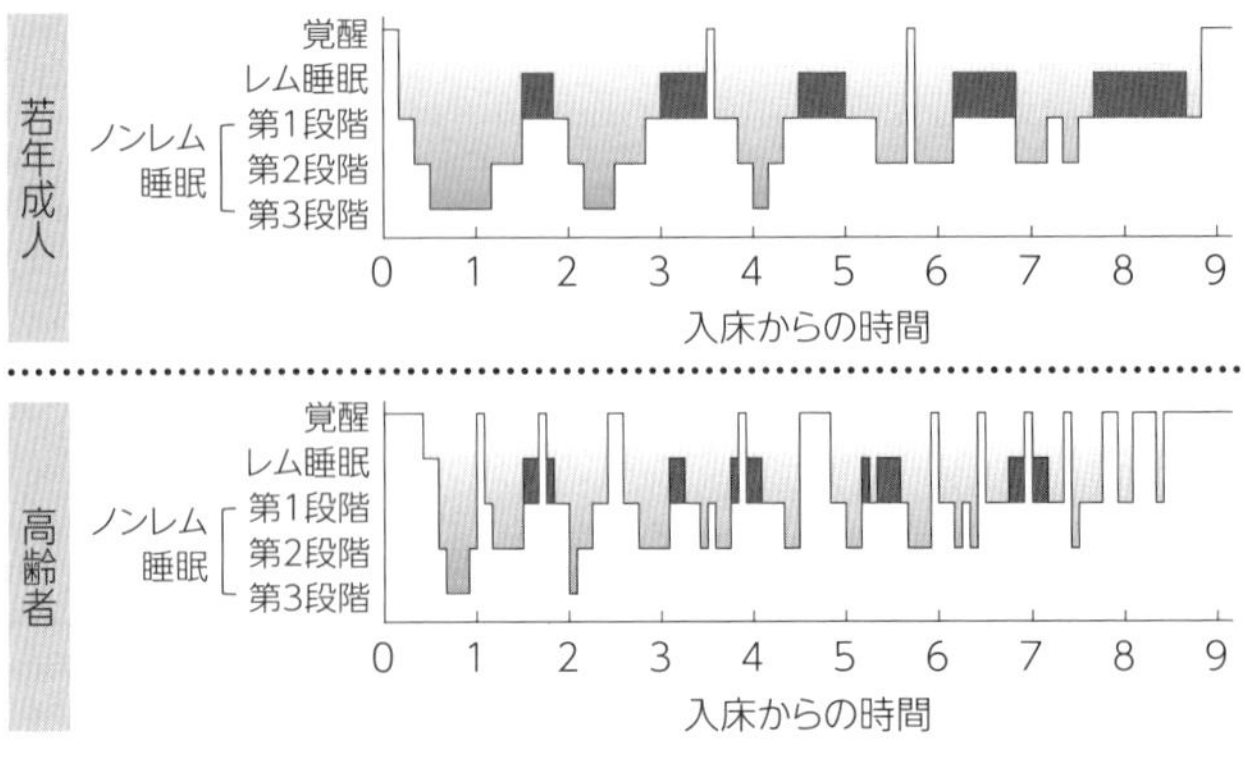

す。睡眠時間帯が少しずつ後ろにずれていかないよう、私たちは目から入ってくる光を手がかりに、毎日時計をリセットしています（図表3）。毎朝同じ時間に日の光を浴び、夜眠る前に照度を落とした環境で過ごしていれば、体内時計が規則正しくリセットされ、昼間は覚醒を、夜間は睡眠を維持しやすくなります。

しかし遅寝遅起きが続いたり、睡眠時間帯が不規則になったり、海外からの帰国直後には、いざ元どおりの生活にもどそうとしても、すぐにもどらないことがあります。体内時計リズムが本来の昼夜に同調するのに日数がかかるため、その間は夜間の不眠や昼間の眠気が続いてしまいます。

④睡眠覚醒スイッチ

ヒトの睡眠／覚醒の切り替えは、ON─OFFスイッチの関係にあります（図表4上）。脳には「睡眠中枢」と「覚醒神経系」があり、一方がONで働いている間、もう一方の活動がOFFを保つよう抑制されています。

では何がこのスイッチを切り替えているかというと、2つのしくみによるといわれています（図表4下）。1つは先ほどの「概日リズム」で、夜になると自然に覚醒が睡眠に切り替わりやすくなります。もう1つは「睡眠の恒常性維持機構（ホメオスタシス）」といって、疲れたら眠って脳や身体を安定的に保つしくみです。連続の覚醒時間が長ければ長いほど睡眠需要が増加し、睡眠のスイッチが入りやすくなります。

実は不眠症を理解するのに最も重要なのが、この睡眠覚醒スイッチです。

図表3　概日リズムに関わる神経回路

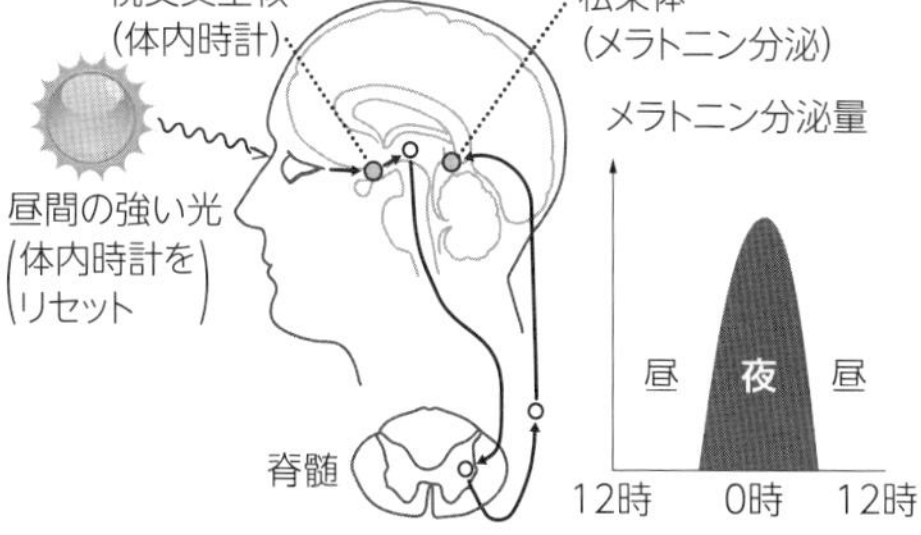

視床下部の視交叉上核という場所に体内時計の中枢があり、概日リズムのペースメーカーとして働く。
このリズムにより、夜になると睡眠ホルモンのメラトニンが分泌され、脳や身体が眠りやすい状態にいざなわれる。
視交叉上核の発する概日リズムは24時間ちょうどではないため、毎日決まった時刻に強い光を浴びることで、時計をリセットして24時間に合わせる必要がある。

※白丸は神経回路のリレー地点（中継核）を表す。

慢性不眠症では、最初に不眠が始まった理由に関わらず、睡眠覚醒スイッチが「故障」した状態になっています。つまり覚醒から睡眠へのスイッチがうまく切り替わらず、覚醒ONの状態が続いてしまうのです。

不眠には必ず要因がある

ここから不眠の解決に向けた本題です。不眠が生じる要因はさまざまです（図表5）。大きく分けると睡眠時間、睡眠環境、生活リズムといった外的な問題のほか、睡眠関連疾患や身体疾患、心の不調など内的な問題があり、それぞれ細かな要因があります。大事なのは、不眠の要因が人それぞれ異なり、1つだけとは限らないことです。不眠の改善には、自身の不眠の要因は何か、すべて知っ

図表4　覚醒／睡眠のON-OFFスイッチとその切り替え

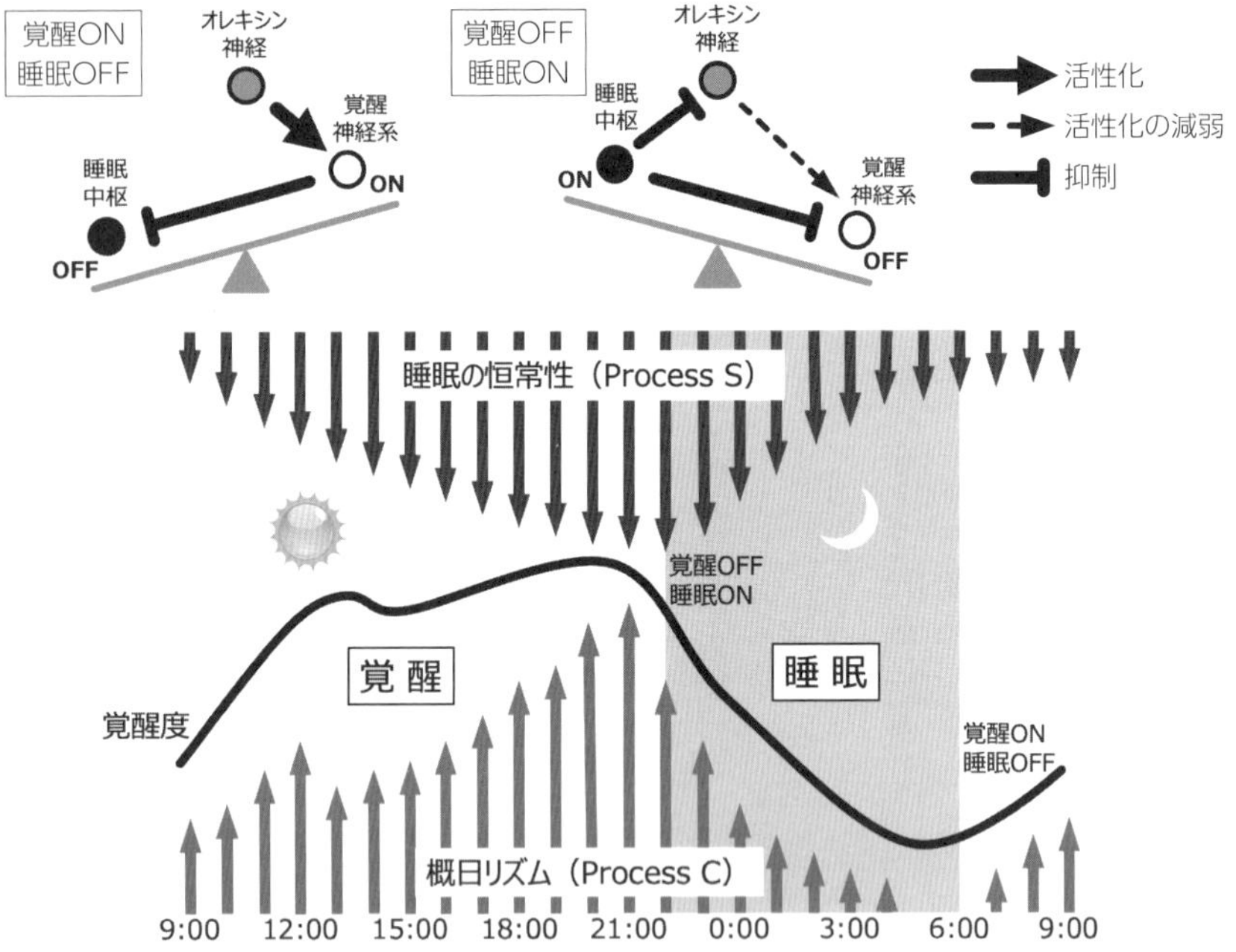

上）ヒトの睡眠／覚醒の切り替えはON-OFFスイッチ（flip-flop）の関係にある。覚醒時は覚醒神経系が活性化していると同時に、睡眠中枢を抑制している。睡眠時は睡眠中枢が活性化していると同時に、覚醒神経系を抑制している。この2つの相互抑制の関係と、覚醒神経系の上流にあるオレキシン神経の働きで、睡眠／覚醒がそれぞれ長時間安定化し、途中で容易に切り替わらないしくみになっている（Saper CB, et al. Hypothalamic regulation of sleep and circadian rhythms. Nature 2005 をもとに作図）。
下）覚醒／睡眠の切り替えには、概日リズム（Process C）と睡眠の恒常性（Process S）の2つのしくみが関わる（2プロセスモデル）。

図表5　不眠のおもな要因と対処

要　因		対　処	生理学的背景
睡眠時間の問題	長過ぎる床上時間	「毎日○時間眠る」ことにこだわらない 毎晩の寝床に入る時刻を遅らせる 眠くならなければ、いったん寝床から出て過ごす	①睡眠の量
睡眠関連疾患	睡眠時無呼吸症候群	かかりつけ医・専門医に相談し、診断や程度によりCPAPやマウスピース治療などを受ける	②睡眠の質
	レストレスレッグズ症候群 （むずむず脚症候群）	かかりつけ医・専門医に相談し、正しい診断を受ける その上で適切な指導や内服治療を受ける	
身体疾患	夜間頻尿	入眠直前のアルコール・カフェイン・喫煙をさける 昼間も頻尿ならば泌尿器科を受診する（前立腺や膀胱の問題の可能性） 睡眠時無呼吸症候群があれば、それに対する治療で夜間排尿回数が減少することがある	
	身体の痛み	痛みの原因疾患の診療科やかかりつけ医に相談する	
睡眠環境の問題	アルコール・カフェイン摂取 他疾患に用いる薬の影響	夕食後以降のアルコール・カフェイン摂取をさける（寝酒習慣は真っ先にやめること） お薬の調整を処方医に相談する	
	眠る直前の過剰な刺激	午後9時以降は強い光・音・香りへの暴露、激しい運動をさける（音楽鑑賞やアロマなど弱い刺激はリラックスにつながるが、適性は人による） 寝室内でのスマホ・パソコン操作をしない	②睡眠の質 ＋ ③概日リズム
	不適切な寝室環境	ソファやこたつでのうたた寝を避け、最初から寝床で眠る 室温、照明、寝具を調節する	
生活リズムの問題	習慣的な遅寝遅起き 睡眠時間帯が不規則	毎朝決まった時刻に起きる（休日も原則同時刻） 起床後に太陽の光を浴び、体内時計をリセットする 長過ぎる昼寝や夕方以降の仮眠をさける 昼間に適度な運動習慣をつける 3食を毎日同じ時刻にとる（特に朝食を欠かさないこと）	③概日リズム
心の不調	心理的ストレス	趣味など自分なりのストレス解消法があれば積極的に取り入れる	④睡眠覚醒スイッチ
	精神疾患	夜間不眠のほか昼間に漠然とした不調が続いている場合は、心の病気にかかっていないか、精神科や心療内科で診察を受ける すでにうつ病や不安障害、適応障害などの診断を受けているなら主治医に相談する	

ておくことが大切です。ここで「量」「質」「概日リズム」「睡眠覚醒スイッチ」の知識にもとづいて要因を理解し、対処していくのです。

不眠の要因には、きっかけとなったものと、長引かせているものがある

本来「不眠」とは、寝つけない、真夜中や早朝に目覚めてしまう、熟眠感がないなど、「症状」を表す用語です。一方、これらの症状が長く続くことで、昼間に疲労やイライラが生じたり、やる気や集中力・記憶力が低下したりして日常生活に支障が生じた状態の、「病名」としても使われます。便宜上、ここでは病名としての不眠は「不眠症」として区別します。

不眠症の経過を簡単に表すと、図表6のようになります。背景に素因（元来の覚醒スイッチの入りやすさ）、増悪因子（不眠のきっかけとなったもの）、遷延《せんえん》因子（不眠を長引かせているもの）の3つの因子があり、これらが積み重なって一定の境界を超えると不眠症を発症し、持続するという考え方です。

急性不眠症と慢性不眠症

国際的な診断分類では、症状出現から3カ月未満の不眠症を「急性（短期間）不眠症」、3カ月以上を「慢性不眠症」としています。わざわざ3カ月で区別す

図表6　不眠症の経過（Spielmanの3Pモデル）

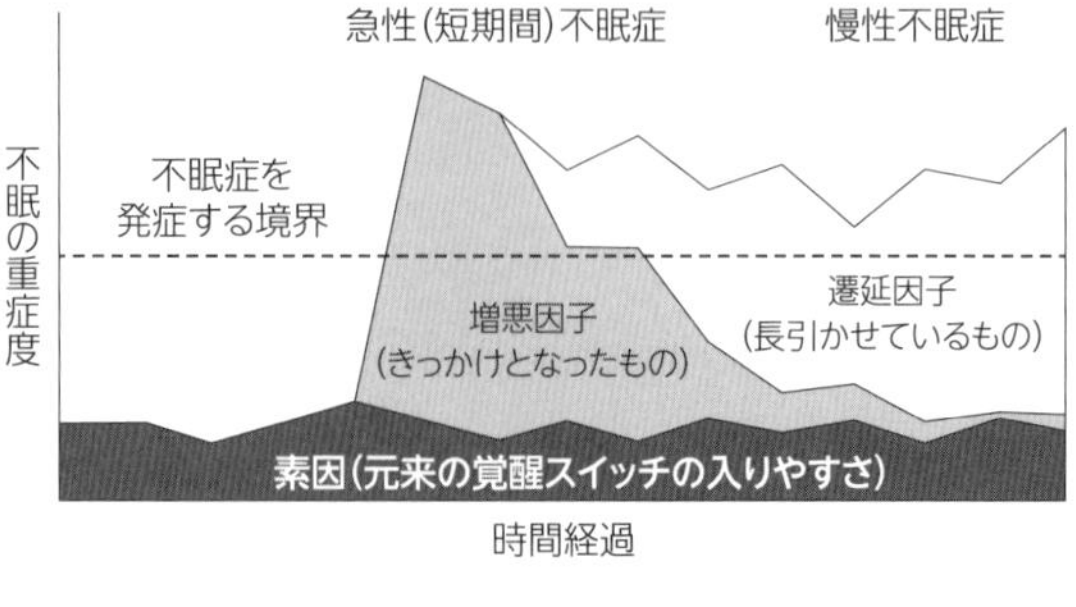

（3P factors:Predisposing（素因）,Precipitating（増悪因子）,Perpetuating（遷延因子）
Spielman AJ, et al. A behavioral perspective on insomnia treatment. Psychiatr Clin North Am 1987 をもとに作図）

るのは、これを境として、病気の性質や対処法が変わってくるからです。

急性不眠症では、まだ要因が増悪因子（きっかけ）の段階です。火事にたとえれば、火種から燃え広がろうとしているところです。この段階では、心や身体に急にストレスがかかった状態ですので、要因を直接取り除いて不眠を改善させるのが原則です。たとえば「急な仕事のトラブルで寝つけなくなったので、トラブルを早期解決してストレスを減らす」など、直接に火種の初期消火を試みるわけです。当然そう簡単に行きませんから、一時的に睡眠薬の助けを借りることもあります。ただし鎮火したら、早めに睡眠薬は減らしていきます。

慢性不眠症では、要因のほとんどが遷延因子です。長年染みついた不適切な睡眠習慣、精神疾患やアルコール依存状態などが、遷延因子になりやすい要因です。これら簡単に取り除けない要因が遷延因子として残ると、急性不眠症から慢性不眠症に移行しやすくなります。こうなると要因の除去を試みるだけではなかなか改善せず、あるいは除去できても、慢性不眠症からぬけ出せないことがあります。

なぜ慢性不眠症でこうなるかというと、発症から数カ月経つと、最初の不眠の要因に関わらず睡眠時の身体環境が変化して、元にもどりにくくなってしまうからです。たとえば夜になっても自律神経が休まらない、ストレスホルモン（コルチゾールなど）が過剰《かじょう》に分泌される、などです。これが睡眠覚醒スイッチの「故障」です。簡単に覚醒スイッチをＯＦＦにできず、いっそう不眠からぬけ出しにくくなるのです。

ここまでの説明で、いかに急性不眠症の段階での初期消火が大切かおわかりでしょう。では慢性不眠症になってしまったらどうすればよいでしょうか。

慢性不眠症への対応

まず精神疾患を治療中の方は、主治医にご相談ください。自分で心の病気を心配されている方も、専門医での受診をおすすめします。

慢性不眠症を改善できる唯一の手段として、認知行動療法[※1]があります。医学的に確立した方法で、①睡眠制限法（寝床上での覚醒時間を減らす）、②刺激制限法（覚醒刺激行動を減らす）、③筋弛緩《しかん》法（リラクゼーション法）などからなります。

認知行動療法は、一般向けに方法を詳しく紹介している本やサイトなどもあり、自分で行うこともできます。また心理士の指導のもと診療として行っている専門医療機関もありますが、まだ保険診療として認められていないため、実施可能な医療機関は限られています。

※1 **認知行動療法**
認知（ものの見方、現実の受け取り方など）に働きかけ、現在ある問題を具体的にして、行動や考え方の変えやすい部分から少しずつ変え、問題を解決していく治療法。

睡眠薬について

睡眠薬は不眠症の根本治療薬ではなく、あくまでも「避難所」の位置づけです。急性不眠症では、要因を除去できるまで一時的に使用し、除去できたら速やかに終了していきます。

慢性不眠症では、まずは「症状のつらさからしっかり避難する」ことが大切です。最低限の眠りを確保し、昼間元気に過ごせるよう、医師の指導のもと適切に使用していきます。そのうえで睡眠習慣の改善や認知行動療法を通して自然に眠れるようにしていきます。

睡眠薬といえば、依存性や副作用が気になる方もいると思います。脳や身体の活動をおさえるよう働きますので、健忘、筋弛緩によるふらつき、翌朝の眠気などのリスクは理屈上ゼロではありません。ただし最近の薬ほど、リスクが極力小さくなるよう開発されています。医師の指導のもと、正しくおそれて使用する分には問題ありません。

睡眠薬の減量を試みるときは、症状が改善されているのが前提です。自己判断で中断せず、医師と相談しながら少しずつ減らしていきます。

結局、何科にかかればいい？

かかりつけのある方は、まずそちらでご相談ください。そのうえで、最初に不眠で受診するのに適した科は、心をみる診療科（精神科／心療内科など）と私は考えます。初診時に十分な問診が必要なこと、背景に精神疾患がかくれている方を見ぬきやすいこと（特に現役世代のうつ病）、睡眠薬処方とスリープヘルス指導に慣れていることが理由です。身体要因のある方は、当該科と連携して診療が進められます。

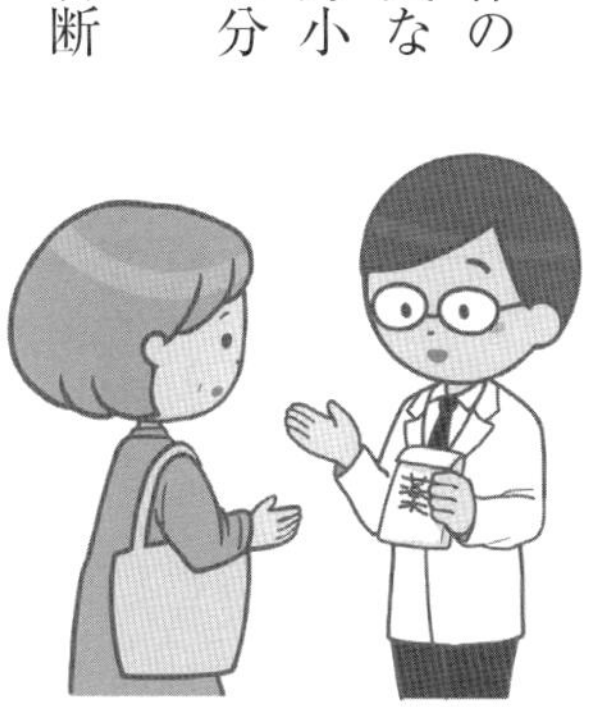

夜尿症とストレス

医学研究科腎・泌尿器科学　東部医療センター　教授（診療担当）
丸山　哲史

夜尿症（おねしょ）のおもな原因は、睡眠と覚醒の障害ですが、その背後には心理的ストレスがひそんでいることがあります。夜尿症の定義や治療法、そしてストレスとの関係についてご説明します。

夜尿症とは

⑴定義

おねしょ、または夜尿とは、睡眠中の排尿のことで、かつては成長の過程に起こるもので体に害はなく、精神的なダメージがあったとしてもその受け止め方は個人差によるものなどと軽視されていた時期がありました。しかし２０００年に米国精神医学会は夜尿症を定義し、１週間に２回以上あり最低３カ月以上続き、精神的な苦痛を生じたり、社会生活・学校生活（または職業上）などで不具合を生じたりするものとして、精神的側面も重視しました。また、２００６年には国

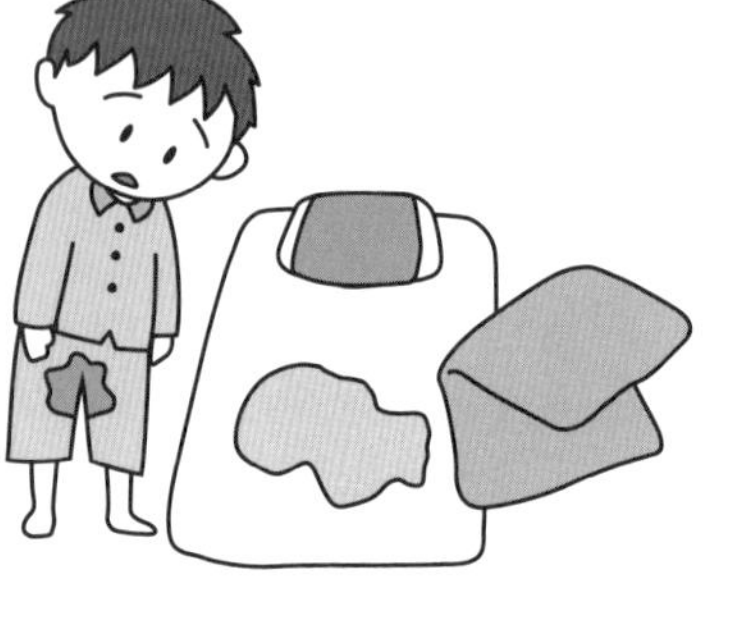

※1　**間欠的尿失禁**
一定の間隔をおいて起こるおもらし。

※2　**下部尿路症状**
下部尿路とは膀胱（ぼうこう）から尿道を指し、それら臓器の病気や不具合から尿をためる・排出するといった働きがうまくできなくなる状態。尿失禁、頻尿（ひんにょう）、尿勢の低下や残尿感など。一方、腎臓、腎う、尿管を上部尿路という。

※3　**非単一症候性夜尿症**
夜尿だけでなく、昼間のおもらしや、下部尿路症状をともなう排尿障害もあわせ持つ夜尿症。

際小児禁制学会が、「夜尿症は5歳以上の小児の睡眠中の間欠的尿失禁[※1]で、昼間尿失禁や他の下部尿路症状[※2]の合併の有無は問わない」と定義し、非単一症候性夜尿症[※3]もふくめての夜尿症治療の困難さも初めて指摘しました。

日本では2004年に最初のガイドラインが出され、その後の診療実積と薬物療法の進み具合に合わせ「夜尿症診療ガイドライン2016」を作成し、夜尿症を定義（図表1）しました。最新の「夜尿症診療ガイドライン2021」では国際的な流れに合わせて非単一症候性夜尿症も加えられ、その治療法をくわしく示しています。

(2) 頻度、自然経過

夜尿症には2種類あり、その割合は単一症候性夜尿症（昼間尿失禁やほかの下部尿路症状の合併がないもの）が、全体の約75%を占めます（図表2）。その頻度（有病率）は5歳で約15%です。年齢とともに自然軽快[※4]し、7歳10%、10歳5%、15歳2%です。10歳までは年間2%の割合で治るのに比べ、10歳以降ではその割合が半減し、治りにくくなります。男女比は2：1で、10歳以降には男女差が見られなくなります。

20歳以降でも1%程度の患者に夜尿症が続いていることが知られています。特に年少期にほぼ毎晩夜尿のある例では、成人期まで夜尿が持続する比率が高くなります。成人では、生まれつき目が覚めにくい体質などが背景にあります。小児期に夜尿があり特に12歳以上まで続いた患者では、成人になっても夜間覚醒排尿[※5]

図表1　夜尿症の定義

(1) 5歳以上の小児の睡眠中の間欠的尿失禁
(2) 昼間尿失禁や他の下部尿路症状の合併の有無を問わない
(3) 1カ月に1回以上の夜尿が3カ月以上続くもの

図表2　夜尿症の種類と患者の割合

①単一症候性夜尿症（睡眠中の排尿）	75%
②非単一症候性夜尿症（昼間尿失禁やほかの下部尿路症状の合併あり）	25%

※4　自然軽快
治療をしなくても、自然に症状がなくなること。

※5　夜間覚醒排尿
夜寝ている途中で、排尿のために1回以上起きなければならない症状。

や尿意切迫感[※6]をきたす頻度が高いといわれています。
一方、昼間尿失禁の頻度は、7歳7％、10歳6％、15歳0・5％となっています。同様に自然軽快が見られますが、10歳以降でも軽快率は高くなります。また、女児の比率が高く、加齢とともにその傾向が目立ちます。

夜尿症の3要因（図表3）とストレス

おねしょが起きる背景には睡眠の質の低下があり、さまざまなストレスの関与が考えられます。夜尿症患者は起こしても目覚めにくく、特に治療抵抗性[※7]の患者では脳が浅い睡眠の続く状態にあるので、目が覚めなくても睡眠の質が低下しています。尿量や膀胱容量の変化も影響します。

夜尿症患者の多くは夜間多尿です。抗利尿ホルモンの分泌低下がある症例もあり、睡眠の質の低下にともなう内分泌環境の変質が要因と考えられます。水分の取り過ぎや塩分・タンパク質の摂取過多も原因となりますが、特に摂食過多の場合は心理的ストレスの存在が考えられます。

夜尿症患者の一部では睡眠中の蓄尿にともない膀胱収縮の頻度が増えていることと、さらに膀胱・尿道反射[※8]が低下しているため、尿失禁となってしまいます。特に、昼間に頻尿などの下部尿路症状をともなう非単一症候性夜尿症では、夜間の膀胱容量の低下も考慮することが重要です。やはり、睡眠の質の低下が背景にあると考えられます。

※6　尿意切迫感
急に強くなり、がまんすることが困難なほどの強い尿意。

図表3　夜尿症の3要因

(1)睡眠の質と覚醒する能力の低下
(2)尿の夜間生成量の増加
(3)膀胱の夜間蓄尿する能力の低下

※7　治療抵抗性
標準的治療を行っても、効果や病状の改善が見られないこと。なおりにくいこと。

※8　膀胱・尿道反射
膀胱収縮時に尿道の括約筋などが収縮し、尿失禁が抑制される生理的な仕組み。

夜尿症の治療

まず飲水・食事のタイミングと、その内容・量を調整する生活指導から始めます。また睡眠環境を整えることがとても大切です。こうした行動療法[※9]により日内リズム[※10]を整えることは、体のさまざまな機能調節に重要な役割を果たす内分泌環境および自律神経環境の回復をうながし、治療につながります。

積極的な治療としては、抗利尿ホルモン[※11]の内服と、認知・行動療法としてのアラーム療法があります。治療効果は同じくらいですので、それぞれの特性を理解することが重要です。患者に生活指導が十分に行われていれば、抗利尿ホルモン薬の即効性が期待できます。アラーム療法は、治療効果が現れるまで数カ月かかることもありますが、有効性が高く再発率が低い利点があります。

※9　**行動療法**
行動や思考の内容やくせを把握し適切なものか判断して、行動のパターンを整え問題を解消していく治療法。

※10　**日内リズム**
生物が持つ24～25時間周期で変動する生理現象。概日リズムとも呼ばれる。

※11　**抗利尿ホルモン**
尿の量を減らす作用を持つホルモン。

(1) 基本的な生活指導

①摂食・排泄《はいせつ》のタイミングと質・量の調整

バランスの取れた水分および栄養の摂取を心がけ、カフェインをふくむ飲料(コーヒー、紅茶、緑茶)をひかえます。摂取量とともに、そのタイミングが重要です。牛乳・乳製品、果物、タンパク・塩分を多くふくむ食品は、夕方以降はひかえ、それらが食べたければ朝食として取ることをおすすめします。朝は1時間以上の余裕を持って起床し、朝食をしっかり取ってください。食後15～30分すると便意が来ます。その時はがまんせず、外出までに排便を済ませましょう。朝に時間的余裕がなければ、昼食後またはおやつ時間や夕食後でもいいので、トイレに行って排便を心がけることが大切です。

②睡眠の質およびリズムの調整

抗利尿ホルモンには日内変動があり、入眠初期（寝入りばな、特に22時ごろ）に増加することから、21時ごろに就寝することをおすすめします。また、睡眠の深さも影響するので、寝る1時間前から外部からの「過度」な環境刺激（温度・音・光など）をさける、入浴や勉学は早めに済ませるなど睡眠環境の整備がとても大切です。一方、自然に目覚めるためには、早朝からの温度・音・光などの「適度」な環境刺激が必要です。

(2)病気のタイプ別の積極的な治療方法

①多尿型

尿の夜間生成量が多い場合には、抗利尿ホルモンの投与が第一選択です。内分泌疾患（図表4）や、睡眠時無呼吸症候群[※12]などもある場合には注意が必要です。実際の治療では、抗利尿ホルモンの誘導体であるデスモプレシンを投与します。デスモプレシンは中枢性尿崩症[※13]に対する治療薬として開発され、腎臓の集合管[※14]に作用し、尿を再吸収します。作用効率が高く、血圧上昇作用はほとんどありません。2003年より夜尿症に対しても保険適用となっています。

図表4　夜尿症の原因となる内分泌疾患

(1)糖尿病
(2)尿崩症
(3)甲状腺機能亢進症

※12　**睡眠時無呼吸症候群**
睡眠中に空気の通り道である上気道がせまくなることにより、無呼吸状態になり大きないびきをくり返す。おもな原因に肥満や扁桃肥大がある。睡眠不足による昼間の眠気などを引き起こす。

※13　**中枢性尿崩症**
抗利尿ホルモンであるバソプレシンの欠乏のために非常に薄い尿が過剰に作られる病気（多尿症）。

※14　**腎臓の集合管**
腎臓での尿成分の調整部位。ろ過された尿から電解質や水など重要な物質を再吸収し、体内での必要量を保つ働きを担う。

②膀胱型
膀胱の夜間に尿をためおく能力が低下している場合には、認知・行動療法としてのアラーム療法が第一選択です。治療に際しては、尿失禁を感知するセンサーをおむつに装着し、音・振動でおねしょを知らせる器具を用います。本人が起きない時には、家族が本人を起こしてトイレでの排尿をうながします。この治療方法の有効率は高く、夜尿症ガイドラインでは内服治療と同等にすすめています。
アラーム療法は、患者が排尿するとアラーム音（またはバイブレーションなど）により、患者に強い覚醒刺激を与えるもので、睡眠中の尿保持力が増大することが知られています。おねしょをするにしてもその時刻が早朝に変化し、最終的には、尿意覚醒[※15]せずに朝まで保つようになります。

③混合型
多尿型と膀胱型の両方の特徴を持つ場合では、即効性のある抗利尿ホルモンを試み、その効果が不十分な場合にはアラーム療法を試みます。アラーム療法は効果が出るまで1～3カ月を要するため、抗利尿ホルモンとの併用が有用との報告があります。治療効果が出たら、まず抗利尿ホルモンを徐々に減らしていきます。

いずれの場合でも、夜間の多尿性および膀胱容量の減少などに応じた治療法を、症例に応じて選択することが重要です。昼間の尿失禁をともなう夜尿症では治療が進みにくいことが多く、特に泌尿器科医の役割が大きくなります。

※15 **尿意覚醒**
おしっこがしたくなり目が覚めること。

夜尿症とストレス

(1)心理的ストレスの影響

長期間にわたりなくなっていたのに、再び夜尿をするようになった症例では生活上のストレスが影響していることが多いと報告されています。特に6カ月以上にわたる夜尿消失期間があったものを、「二次性夜尿症」と呼び、このような症例では保護者の離婚やきょうだいの誕生など、家庭環境の変化から生活上のストレスを経験していることがわかっています。患者の心理的ストレスを事前に知ることは、治療への意欲を高める一助となります。

特殊な例として、トイレに対する恐怖・嫌悪が心理的ストレスとなっている場合があります。この場合には、保護者がいっしょにトイレに行く、トイレに向かう廊下の照明をあらかじめつけておくなどの配慮が有効です。排泄行動そのものに対する嫌悪感がある場合は、認知行動療法などの専門的な介入を考えましょう。

(2)夜尿症からの心理的ストレス

夜尿症患者は、劣等感を感じており自尊心が低いといわれています。特に、おねしょの回数が非常に多かったり治療に何度も失敗したりした場合で、その傾向が強いようです。また、昼間尿失禁の症例でも、心の健康、保護者や周囲との人間関係が悪化していると報告されています。また、保護者も心理的なストレスを強く感じています。子どもにとって心の傷（精神的外傷）をもたらす要因として、保護者の離別、保護者の争いに続き、夜尿症は3番目に強いと報告されています。

一方、夜尿症を積極的に治療することで、自尊心は明らかに回復します。患児への適切な治療により保護者の心理的ストレスも改善され、保護者の評価も高まり、治療が順調に継続される相乗効果があります。このような心理的ストレス下にあることから、時には即効性が期待できる内服薬投与で治療効果を実感させることも必要です。

(3) 環境ストレスの適切な利用

環境ストレス（摂食・排泄習慣、温度・光環境の変化など）は、夜尿症を悪化させる一因ですが、その質・量そしてタイミングを整えることは、適切な刺激として利用できます。夜尿症の基本的な治療である生活指導は、環境ストレスを治療として積極的に活用することに重点を置いています。

積極的な治療を

夜尿は正常な発達過程の現象であり、大多数では自然になおっていきます。身体的危害はありませんが、本人そして保護者の心理的ストレスはとても大きいものです。生活指導や認知・行動療法に基づく有効な治療方法が確立されていますので、夜尿症に対しては積極的に対応することをおすすめします。

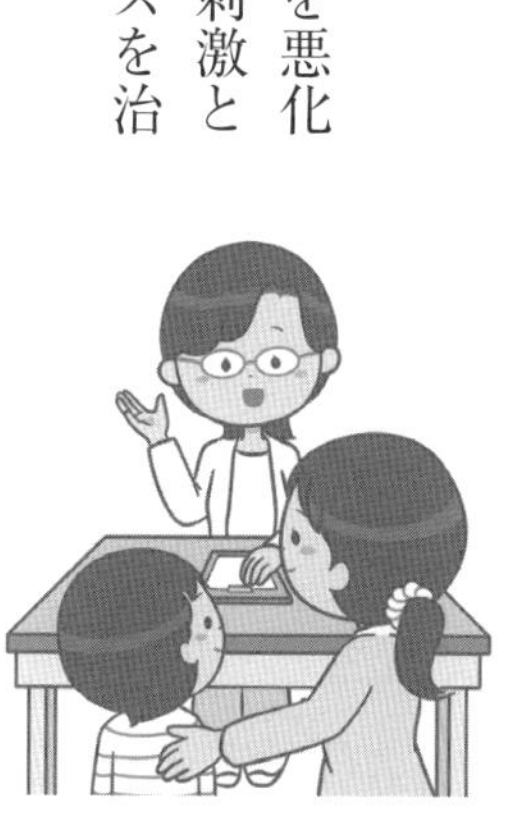

ストレスが関連する病気：うつ病

医学研究科精神・認知・行動医学　教授　明智　龍男

ストレス社会ともいわれる現代は、「うつ病の時代」と呼ばれることがあるほど、うつ病は一般的なものになりつつあります。今回は「うつ」について、みなさんの理解を深めるお手伝いができればと思います。

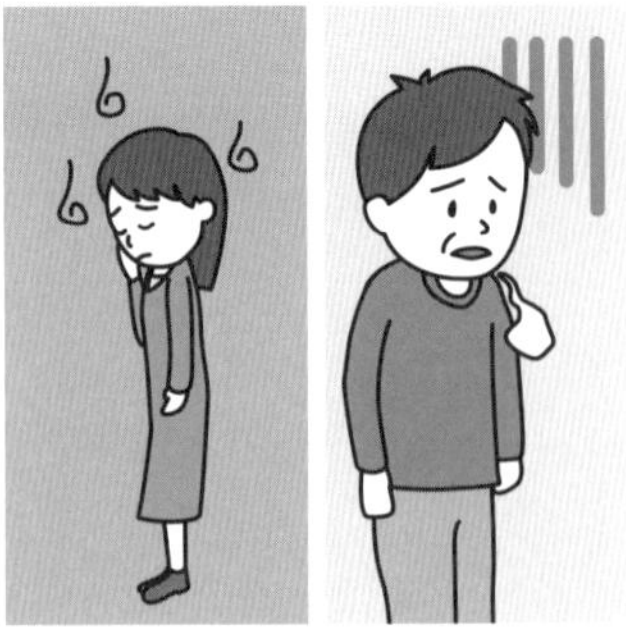

うつ病とはいったいどんな病気？

うつ病は「気分の障害」と位置づけられています。気分の障害といわれてもなかなかイメージしにくいことでしょう。ここでは、まず、「気分」と「感情」の差について説明をしておきたいと思います。

感情とは、主観的に体験している気持ちの状態で、一般的な例としては、「悲しみ」「喜び」「怒り」などがあげられます。一方、気分とは、比較的弱い持続的な感情状態を指し、この中に「うつ」がふくまれます。実際には「感情」と「気分」を明確には区別できませんが、その相違点は持続時間で、気象にたとえれば、感情が1日の間や短期間の「天気」だとすれば、気分はより範囲も広く持続的な、情緒の「気候」ともいえることを意味しています。

うつ病はどのようにして診断するのか？

うつ病の診断では、体の病気でないことを確認したうえで、診断基準（図表1）を満たすか否かの症状のチェックが必要となります。診断基準にふくまれる9項目のうち、「抑うつ気分」「興味・喜びの低下」のいずれかを必須症状として、全部で5つ以上が同じ2週間の間に存在し、これら症状により生活に支障がある状態が続いている場合にうつ病と診断されます。

なお一般的に、体重減少・食欲低下、不眠の存在はよく知られていますが、体重増加・食欲増加または睡眠過多も診断基準項目にふくまれている点にもご注意ください。

それでは、ここで、うつではないかどうかをチェックしてみましょう。まず、ここ2週間を振り返って、

①1日の大半を気分がふさいだ状態で過ごしていましたか。

②以前楽しめていたことが楽しめなかったり、何事にも興味が持てなかったりする状態が2週間以上続いていませんか。

これら2つのいずれもない場合はうつ状態ではありません。一方、いずれかに該当する場合は次に進みましょう。

図表1　うつ病の診断基準

①抑うつ気分
②興味・喜びの喪失
　①②に該当があれば、続く7項目をチェック。
　計5項目あるとうつと診断。
③著しい体重減少・食欲低下、あるいは
　体重増加・食欲増加
④不眠または睡眠過多
⑤精神運動性の焦燥感または制止
⑥易疲労性・気力減退
⑦罪責感・無価値感
⑧思考・集中力低下
⑨希死念慮

③体重が減少したり食欲がなかったりしませんか。逆に体重が増えたり食べ過ぎたりはありませんか。
④寝つきが悪かったり、途中で目が覚めたりしてその後眠れないなどはありませんか。逆に寝ても寝足りないようなことはありませんか。
⑤ほかの人に指摘されるぐらい、動き方や話し方が遅くなっていませんか。逆にそわそわしたり、落ちつかず普段より動き回ったりしてしまうようなことはありませんか。
⑥疲れた感じや気力が出ない状態が続いていませんか。
⑦自分はだめな人間だと強く感じたり、自分のことを責めてしまったりする状態が続いていませんか。
⑧新聞を読んだりテレビを見たりすることに集中するのが難しい状態が続いていませんか。
⑨死んだほうがましだとか、自分を傷つけようと思ったりしたことがありませんか。

いかがでしたか。全部で5つ以上該当する場合には注意が必要です。

うつ病の原因：氏か育ちか、それとも―

現時点での研究からは、遺伝も幼少時の養育環境も経済状況もストレスもすべて原因になり得ることがわかっています。ですが、最も影響の大きい原因は、ストレス、中でも人生におけるつらい出来事（ライフイベントといいます）といわれています。これは逆にいうと、つらい出来事にあうと誰でもうつ病になり得るということでもあります。一方、もちろん、つらい出来事にあってもうつ病になる人とならない人がいます。ストレスに対する強さは最近の言葉では「レジリエンス[※1]」などと呼ばれます。強いストレスを受けても、もとの状態にもどる心のしなやかさのようなものです。そして人によってこのレジリエンスが異なり、そのしなやかさとストレスの相互作用でうつ病になったりならなかったりするのだと理解していただければよいでしょう。

※1　レジリエンス
resilience　回復力、立ち直る力、復元力といった意味の英語。

人にとってのストレス

それでは人にとってのストレスにはどんなものがあるのでしょうか。ストレスの強さをスコア化した研究では、もっとも強いストレスを100として中ぐらいのストレスを50として表現しています。さて、それでは人が通常の生活で経験するストレスの中で最も強いものは何でしょうか。

答えは、配偶者との死別です。この研究を行ったアメリカの心理学者ホームズらは、43のストレスを順位づけしていますが、おもだったものを下記に示しました（図表2）。そのほか、病気や失業といったものも上位にあります。

図表2　ライフイベントとその強さ

順位	ライフイベント	ストレス強度
1	配偶者の死	100
2	離婚	73
3	配偶者との別居	65
5	近親者の死別	63
6	病気	53
7	結婚	50
8	失業	47
10	定年退職	45
11	家族の健康の変化	44
16	経済状況の変化	38
17	友人の死別	37
20	多額の借金	31
30	上司とのトラブル	23
32	転居	20

うつ病の頻度《ひんど》

成人の日本人を対象に行われた研究では、うつ病の有病率は２・２％でした。世界における国別のうつ病の割合を見た研究では、日本のうつ病患者の割合はとても低いとされています。理由はわかっていませんが、離婚率の低さや経済状態がよいからだとか、はたまたうつ病の予防効果のある多価不飽和脂肪酸[※2]を多くふくむ魚類の摂取量が多いからだとか、多くの研究者がさまざまな仮説を紹介しています。

しかし、自殺は先進国ではトップレベルであり、うつ病が自殺の最大の原因であることから見ると、どのように考えればよいのか、首をかしげたくなる面もあります。

うつ病の治療

うつ病の治療には、お薬もカウンセリング（精神療法）のいずれも有効です。治りにくいうつ病には、電気けいれん療法や反復経頭蓋磁気刺激（ｒＴＭＳ）[※3]という治療法もあります。

まず、うつ病に関する適切な情報提供（心理教育といいます）はすべての患者さんに必須です。うつ病は性格や弱さではなく、治療が必要な病気であることを

※2　**多価不飽和脂肪酸**
不飽和脂肪酸のうち、炭素の二重結合を複数持つもの。不飽和脂肪酸は植物性食品や魚の脂に多くふくまれ、体内では合成できない必須脂肪酸の1種で、食事から摂る必要がある。

※3　**反復経頭蓋磁気刺激療法（rTMS）**
Repetitive Transcranial Magnetic Stimulation　脳に外部から磁気による刺激をくり返し与えることで、脳神経の働きを改善し、うつ病の症状を和らげる治療法。２０１７年10月にわが国でも承認され、２０１９年６月からは18歳以上で治療抵抗性として本治療の必要性が認められれば、保険適応になっている。副作用が少ないとされる。

理解してもらうプロセスです。ほとんどの方は症状のせいで自尊心が低下しているため、批判や非難をせず患者さんを丸ごと受け入れる、支持的で温かい対応も不可欠です。認知行動療法というカウンセリングも効果がありますが、時間もかかり実施可能な医療機関も多くないため、現時点では薬物療法が最も一般的です。

うつ病に対する薬物療法の中心は、文字通り抗うつ薬です。うつ病のメカニズムは、脳内の神経伝達物質のセロトニンやノルアドレナリンなどの機能障害だろうとされています。抗うつ薬はこれら脳内の神経伝達物質の機能を整える作用があります。

現在日本で使える抗うつ薬は20種類ぐらいあります。抗うつ薬に関しては、個々の薬剤で効果に差があるともされていますが、個々の患者さんごとに厳密に使い分けるほど大きな差はなく、世界中の多くのガイドラインで特にいずれかの薬剤をすすめる状況にはありません。ただ、一般的には初期に開発された薬剤ではなく、安全性が高い「選択的セロトニン再取り込み阻害《そがい》薬」などの新しい世代の抗うつ薬（図表3）がすすめられます。理由ははっきりわかっていませんが、抗うつ薬が効果をもたらすには早くとも数週間の期間が必要です。もうひとつ重要なこととして一般的に抗うつ薬は効果が発現した用量で、改善した後も4〜9カ月程度は継続して、その後少しずつ減らす方法がすすめられます。ですので、抗うつ薬は飲んでもすぐによくなりませんし、いったんよくなってもしばらくは続けて飲む必要がある、ユニークなお薬です。

図表3　新世代の抗うつ薬

- 選択的セロトニン再取り込み阻害薬:
  エスシタロプラム、セルトラリンなど
- セロトニンノルアドレナリン再取り込み阻害薬:
  ベンラファキシン、デュロキセチンなど
- ノルアドレナリン作動性・特異的セロトニン作動性抗うつ薬:
  ミルタザピン
- セロトニン再取り込み阻害・セロトニン受容体調節剤:
  ボルチオキセチン

うつ病の方への接し方

よく、うつ病の方にはどのように接したらいいのかとたずねられます。多くの方は、ちょっとした言葉でその方を傷つけてしまうのではと不安をお持ちのようです。一言で表すなら「思いやり」につきると思います。たとえば、足を骨折した人と接する際はどうなさるでしょうか。おそらく、重いものがあれば代わりに持ったり、いっしょに歩く時にはゆっくりと相手に合わせたペースにしたりするのではないでしょうか。

うつ病の方に対しても同じです。多くの場合、つらい出来事があり、その後もつらい状況が続いている状態です。目には見えずわかりにくいかもしれませんが、もし自分がそうした状態にある時どんな風な言葉をかけてほしいか、どんな風に接してほしいかを考えてみていただけるとよいでしょう。おそらく多くの方が、気づかいのある言葉や何かあれば支えてくれると表明されたら、それだけで安心できることでしょう。何か気がきいたことを言わなくてはと思う方も多いようですが、実際には聞き役に回り、つらいですよね、と一言そえるだけで十分かと思います。

うつは有害なのか?

最後に、あまり一般的な考え方ではありませんが、「抑うつリアリズム」とい

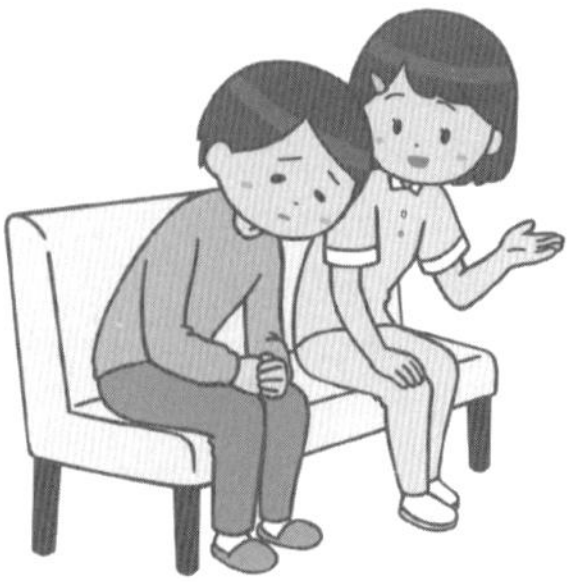

う概念をご紹介したいと思います。

「抑うつリアリズム」とは、うつ状態にある人のほうが、より現実的で正しい推論を行えるという考え方です。一般的にはうつ状態にある方は、物事を過度に悲観的に考えとらえると思われていますが、ネガティブな考え方のほうが、より現実に即しているという考えです。たとえば、偉大なイギリスの政治家チャーチルなどはうつ状態であったために適切な評価を行い、よい政策を行ったという説があります。

人間は年を取るにつれて、徐々に楽観的になっていくそうです。つまり自分の能力より、自分を過大に評価するのです。ストレスに満ちあふれた世の中を生きていくには必須の能力なのかもしれません。一方では、世の中が本当に危機的状態にある時に、政治家が妙に楽観的だと、一国民としては不安も覚えてしまいます。そんなことを考えてみますと、「うつ」は、状況次第ではとても大切な役割を果たすのかもしれません。

適切な治療と理解を

うつは誰でもなる可能性がある、ごく一般的な心の病であることがわかっていただけたでしょうか。一方、うつ病は自殺の原因になるぐらいつらい病気でもあります。適切に診断し適切な治療を受けていただければ、回復可能な状態でもあります。この章で少しでも、みなさんのうつに対する理解が深まれば幸いです。

ストレスと無月経

名古屋市立大学　特任教授／いくたウィメンズクリニック　院長　生田　克夫

女性がストレスを強く受けると、月経にも影響が出ます。その理由や対処法についてご説明します。

ストレスとは

厚生労働省のホームページには、ストレスとは外部から刺激を受けた時に生じる緊張状態のことで、環境要因、身体的要因、心理的要因、社会的要因があると書かれています。すべて無月経と関連しますが、通常の社会生活では、体調に影響するような過労などの身体的要因と、悩みや不安感などの心理的要因、人間関係や仕事に関わって発生する社会的要因があると思います。

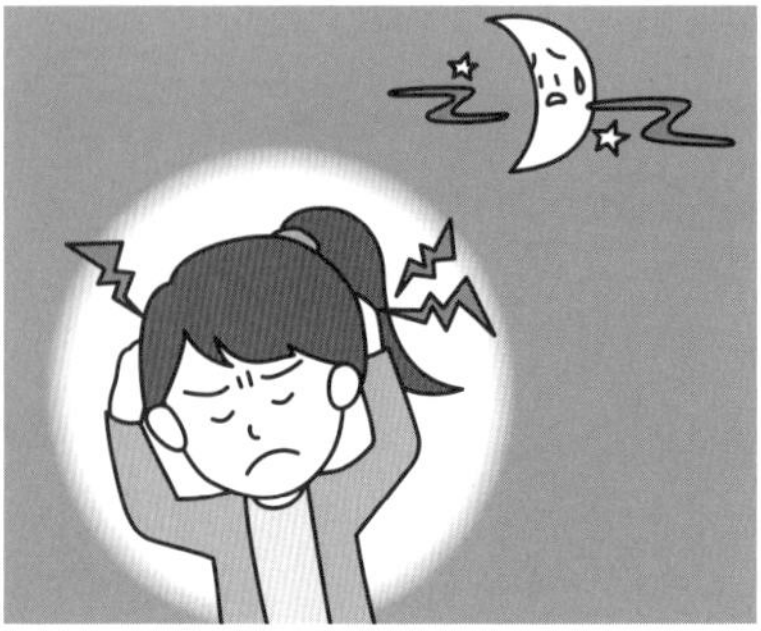

月経にまつわるお話

人間は進化し二本足で歩くようになり、一定の期間に集団で子どもを作らなくても、比較的安全に自分の子どもを持てるようになりました。そして望む時に子どもが持てるように、毎月排卵のある月経周期を持つようになりました。その結果、女性の一生に月経周期が30～40年間起こり、月経は約400～500回あります。そして、ほとんどの月経は妊娠の希望のあるなしに関わらず起こります。この月経周辺期には人によっては下腹部痛、頭痛、感情の起伏の変動、いらつき、気分の落ちこみなど日常生活に差し支えるほどのやっかいな症状が起こります。男性には想像しにくい生活のクオリティの低下が起こるのです。こういう月経を持つのは、ほかに霊長類の一部の類猿、旧世界猿[※1]だけです。これは母体と胎児をつなげる胎盤が子宮内膜へ深く侵入していく絨毛型の血絨毛胎盤と呼ばれる構造をしているためと考えられています。男性には日常生活を送る通常のカレンダーだけですが、女性はそれに加えてもう1つ、体調に大きく関わる月経周期というカレンダーを持っているのです。体の変化からもうそろそろ排卵かなあとか、月経が近いかなあと考えるもとになる、日常生活に大きく影響する重要な月経周期のカレンダーです。こんなやっかいとも思える月経なのですが、実はものすごく緻密で繊細なコントロールで保たれている月経周期の結果なのです。

※1　旧世界猿
旧大陸（アフリカ、アジア）に生息するサル類。

さて、月経周期はどのように調節されているのでしょうか

月経周期全体を動かしているのは、脳の中の月経コントロール中枢（以下月経中枢）です。脳中央の下の辺り、視床下部という人間の体調をコントロールするさまざまな中枢が集まっている中にあります（図表1）。いわば人間の集中制御センターに月経コントロールの担当者がいるといった具合です。

さて、月経周期がどう動いているかを音楽会にたとえてみましょう。この月経中枢はコンサート会場の指揮者です。この指揮者は精巧なリズムでタクト（指揮棒）をふります。タクトをふる速さとふり幅で、月経周期を細かくコントロールしているのです。タクトに相当するのがＧｎＲＨ※2というホルモンです（図表2）。そして指揮者のタクトのふられ具合を見ているのがバイオリニストです。この奏者がいるのは視床下部のすぐ下で脳にぶら下がっている脳下垂体というところです。バイオリニストが指揮者のタクトの動きを見て、指示通りにＦＳＨ※3とＬＨ※4という2本の腕を動かし、バイオリンから音を奏でます。このバイオリンが卵巣で、2本の腕が指揮者の指示通りうまく動けば、女性ホルモンという素晴らしい音色が出てくるわけです。

興味深いのはこのＦＳＨの分泌量の微妙な調節で排卵は1個だけにとどめ、いくつも排卵し同時に複数の赤ちゃんができることを避けるようにしているのです。これは、ヒトでは子宮から赤ちゃんが出てくる方向と、重力のかかる方向と

図表1　視床下部・下垂体

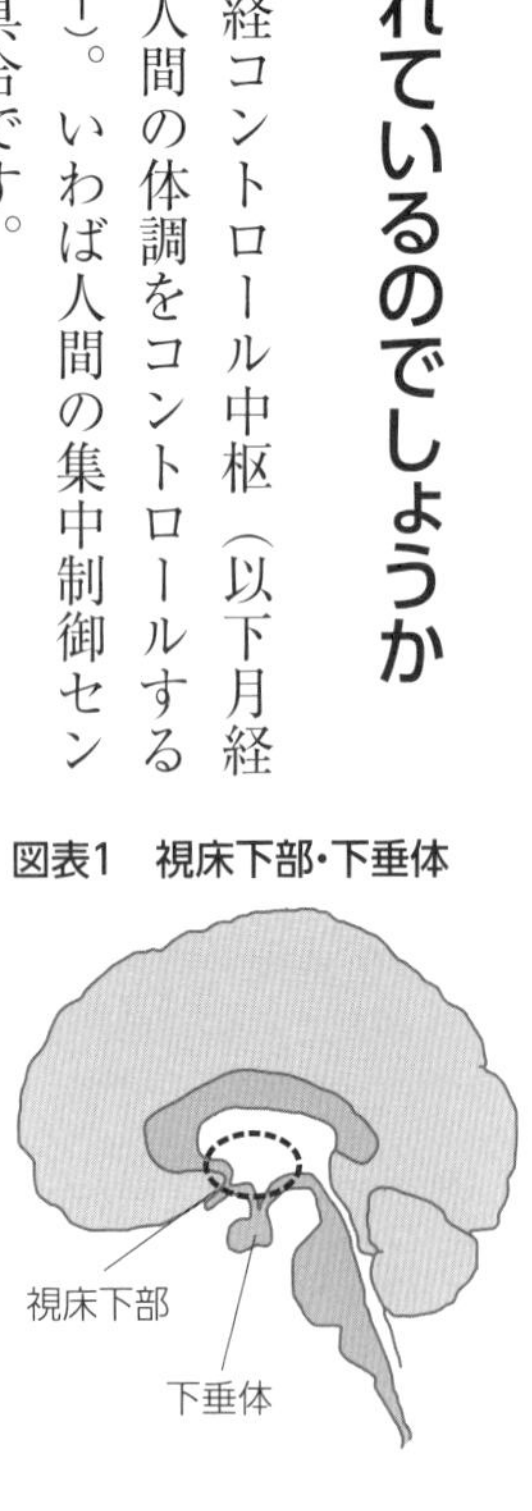

図表2　視床下部・下垂体・卵巣系

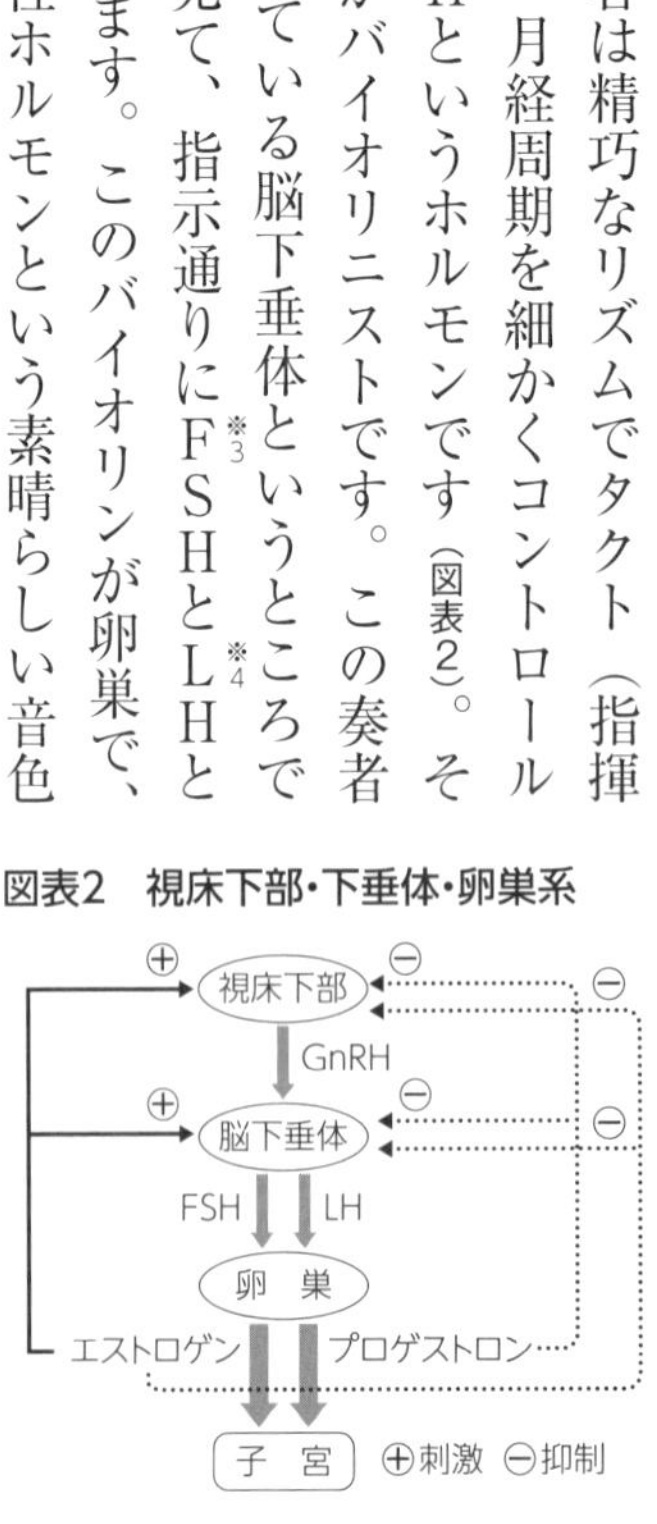
視床下部
GnRH
脳下垂体
FSH
LH
卵　巣
エストロゲン
プロゲストロン
子　宮
⊕刺激　⊖抑制

※2　GnRH
性腺刺激ホルモン放出ホルモン。FSHやLHを分泌させる10個のアミノ酸からなる。血中半減期は

が一致してしまったために、早産しやすくなったことによります。赤ちゃんが多い＝重いほど早産の危険は高まるので、この1個だけ排卵させる絶妙な調節で早産の可能性を低下させ、子孫を残せる可能性を高めているのです。つまりこのような微妙な調節をするために、指揮者は絶えずバイオリンからの音色をキスペプチン[※5]という集音器を介して聞きながら、微妙にタクトのふり方を変化させているのです。そしてコンサートホールのお客さんは人体でいえば子宮腔の内膜です。曲の山場である排卵を経て、6日後くらいに子宮腔に運ばれてくるべき受精卵の受け入れ準備をしているのです。しかし、実際にはほとんどの場合受精卵は子宮腔にやってきません。そのため演奏が終わるとお客さんの入れ替えをします。受精卵の受け入れ準備をした子宮内膜は使い回しができないのではがして、また作り直します。これが月経です。

月経周期のこの繊細なコントロールは、本当に驚異的だと思いませんか。

月経異常はウルトラマンの黄色のカラータイマー

ストレスがかかると、脳にあるすべての集中制御センターを働かすのに十分な電力が送られなくなります。こうなると生命維持のために必要な中枢を最優先させ、自分が生きていくことには直接影響しない中枢はいったん電源を落としてお休みにしてゆきます。月経周期の目的は妊娠し子どもを作ることで当座の生命維持より優先度は下がるので、月経中枢はストレスが強くかかると止まっていきま

2〜4分で、この分泌の間隔と量によりFSHをおもに分泌させるかLHをおもに分泌させるかを調節している。

※3　FSH
卵胞刺激ホルモン。卵子と卵子の入っている殻を成熟させ、エストロゲン（卵胞ホルモン）という女性ホルモンを分泌させるとともに、排卵までの準備をさせる。半減期は数時間。

※4　LH
黄体化ホルモンと呼ばれ、基本的に細かなリズムでFSHより少し少ない量が分泌されるが、排卵時には大量に放出され、このLHの急上昇が卵胞という卵子の殻に穴を開けて排卵を起こす。半減期は約20分と短く、これが重要な細かいリズムを作る。

※5　キスペプチン
GnRHを分泌する神経細胞には女性ホルモンのエストロゲンの濃度を感じる受容体がなく、GnRH神経の近くにあるキスペプチン分泌神経が血液中の女性ホルモンの濃度を感じ取り、この物質を介して女性ホルモン濃度情報をGnRH神経に伝えている。

す。つまり今まで順調だった月経周期が乱れてきたり、止まったりするのは、本人が意識していなくとも体に負担がかかっていますよ、放置してはいけませんよという警告なのです。つまりウルトラマンの胸のカラータイマーが黄色の点滅している状態といえるのです。女性はこのように、自分に影響をおよぼしているストレスの程度を、月経の変調という形で知ることができるのです。

基本的なストレスの影響

月経不順・無月経には、①身体的ストレスや②精神・心理的なストレスと、③その両方が関わります。そうしたストレスがかかってきた時に、体の恒常性[※6]を保つために副腎皮質から糖質コルチコイドというホルモンが分泌されます。この分泌を刺激するのがＣＲＨ[※7]というホルモンで、脳のストレスに対処する中枢から放出されます。このＣＲＨがβ《ベータ》[※8]―エンドルフィンなどを介して月経中枢の指揮者のタクトをふる腕を押さえにかかり、ＬＨの分泌に影響することがわかっています（図表３）。

①身体的なストレスに対する対処

単純な身体的なストレスは著しい身体疲労・過労なので、十分に休養を取って体を休めることで月経周期が回復しますが、長く続けば回復が難しくなったり、さらには気分が落ちこみうつ状態になったりするので、注意が必要です。疲労感

※6　体の恒常性
環境の変化に関わらず、体温・血糖・免疫など体を安定した状態に保とうとするしくみ。

※7　CRH
副腎皮質刺激ホルモン（ACTH）放出ホルモンでストレス反応の中心となる。脳、腸管、性腺、胎盤などさまざまなところで作られ、下垂体からのACTHの分泌を介して副腎からコルチゾールを分泌させる作用がある。さらに自律神経系には促進的に、性腺系には抑制的な作用を持つ。

※8　β―エンドルフィン
モルヒネ様作用を持つ物質で、鎮痛、抗不安作用などにより苦痛を和らげる作用を持つ。ランナーズハイを引き起こす物質で、視床下部、脳下垂体中葉から分泌される。

を感じているならなるべく早く休息を取ることが必要で、体調の回復後も月経周期が回復しなければ医師に相談する必要性も出てきます。

②精神・心理的なストレスに対する対処

精神的・心理的なストレスに対しては、感受性に個人差がありますが、やはりその原因が解消、取りのぞけられなければ、完全な月経周期の回復はなかなか望めません。精神・心理的なストレス状態を軽減するのはそう簡単ではありませんが、まずはなるべく精神的な休息を十分に取って気分転換をはかることでしょう。そして冷静になって、このストレスの原因が何であるのか、そしてこれに対してどう向き合っていけばよいのかを考える必要があるでしょう。頭にいろいろな考えがめぐってスパゲッティのようにからみ合っているならば、頭に思い浮かぶことを次から次へと紙に書き出してみるのもひとつの方法です。書いているうちに頭の中が整理されて問題点と対処方法が客観視できるようになります。それでもストレスが解消されず、月経周期も回復しないなら、やはり医師に相談する必要があるでしょう。

③精神・心理的ストレスと身体的ストレスの両方が関わる体重変化と無月経

単純なダイエットはストレスとは関係しませんが、急激で無理な体重減少となるとやせ願望に関わる心理的なストレスも関係しているといえます。3~6カ月以内に、標準体重（図表4）の15~20%を減少させると無月経になることが多

図表3　ストレスと性機能障害

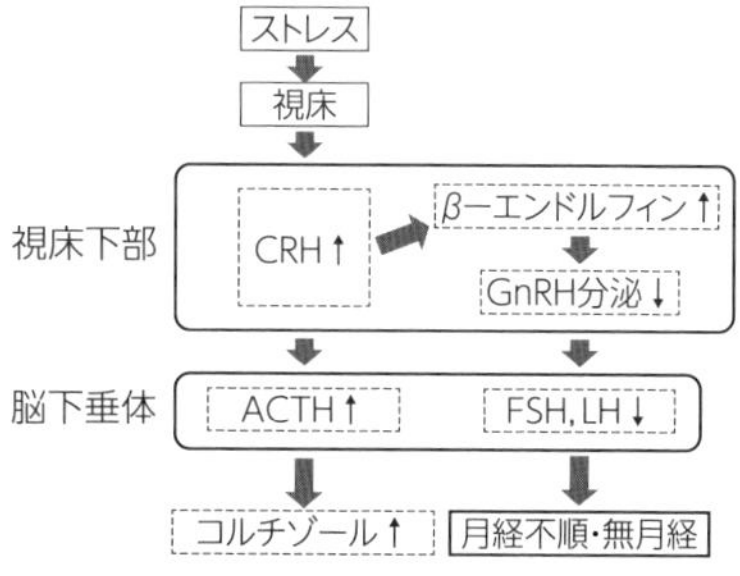

図表4　標準体重

15歳以上(平田法)
身長160cm以上:(身長−100)×0.9 Kg
160cm未満150cm以上:(身長−150)×0.4+50 Kg
150cm以下:(身長−100) Kg

※BMI(肥満度の指標)=体重(kg) ÷ {身長(m)×身長(m)}
肥満≧25kg/m2、やせ<18.5 kg/m2

く、このような状態を体重減少性無月経といいます。体脂肪でいうと、体脂肪率が22%以下になると月経異常が起こりやすくなり、17%以下となると無月経となります。標準体重の20%をはるかに下回って減少し、食べてはくなどの食行動の異常や、やせればやせるほど美しいというような体型・体重へのゆがんだ認識のある場合には「神経性やせ症／神経性無食欲症」と呼ばれ、まず完全に無月経となります。放置しておくのは摂取栄養の不足から危険で、精神科の医師の専門的な診断・加療が必要となります。これらの異常が起こるしくみは必ずしも明らかではありませんが、脂肪組織の減少により分泌されるレプチン※9という物質が減少し、月経中枢である指揮者のタクトをふる回数が減少してしまうことが知られています。ほかにもニューロフィジンYとかβ―エンドルフィンが複雑に影響しているといわれています。また、体重回復後にも無月経が続く場合があり、月経周期の回復が非常に難しくなることがあるので、早めの婦人科受診をおすすめします。

一方、肥満も月経周期に影響をおよぼし、肥満の63%に月経周期の異常をきたします。ただ無月経にまでいたることは体重減少時よりは少なく、これは脂肪組織からのレプチンの増加に加えて、肥満による影響で男性ホルモンや女性ホルモンの作用もより強く出やすくなるためと考えられています。

いずれにしても過度の減食・摂食をしないようにバランスのよい食事を取りと適度に運動をして、標準体重から90%までの体重を維持するように日ごろから心がけることが大事でしょう。

※9　レプチン
脂肪組織、胃、胎盤などで産生され、視床下部に作用する。脂肪量を一定に保つために血中濃度の上昇により食欲の低下作用があるが、肥満者では高濃度であることがわかっている。

女性アスリートと無月経

女性アスリートは運動量が多く、体重を増やせないため無月経の起こる頻度が高くなります。これは食事制限などによる、激しい運動量に見合う利用可能エネルギーの著しい摂取不足が原因と考えられています。特に競技中の美しさを求められ、体重が軽い方が有利な体操競技などの選手は、ほかの競技と比べて無月経となる可能性が高くなり、その75%に認められたというデータもあります（図表5）。このように身体的なストレスに加えて、長距離ランナーなど持久力を必要とする競技では脳内に苦痛を和らげるβ―エンドルフィンができ、これがＬＨの分泌状態を抑制することも知られています。

さらにどの競技でも競技レベルが高く、大会で優勝しなければという心理的なストレスが加わると、無月経の頻度は一層高くなることもわかっています。このような長期の低エストロゲン状態によりアスリートの骨折の頻度が高くなるため、現在はアスリートの健康をいかに維持するかの指針も出されています。こうしたアスリートたちには特別なケアが必要です。

図表5　競技別に見た無月経の割合

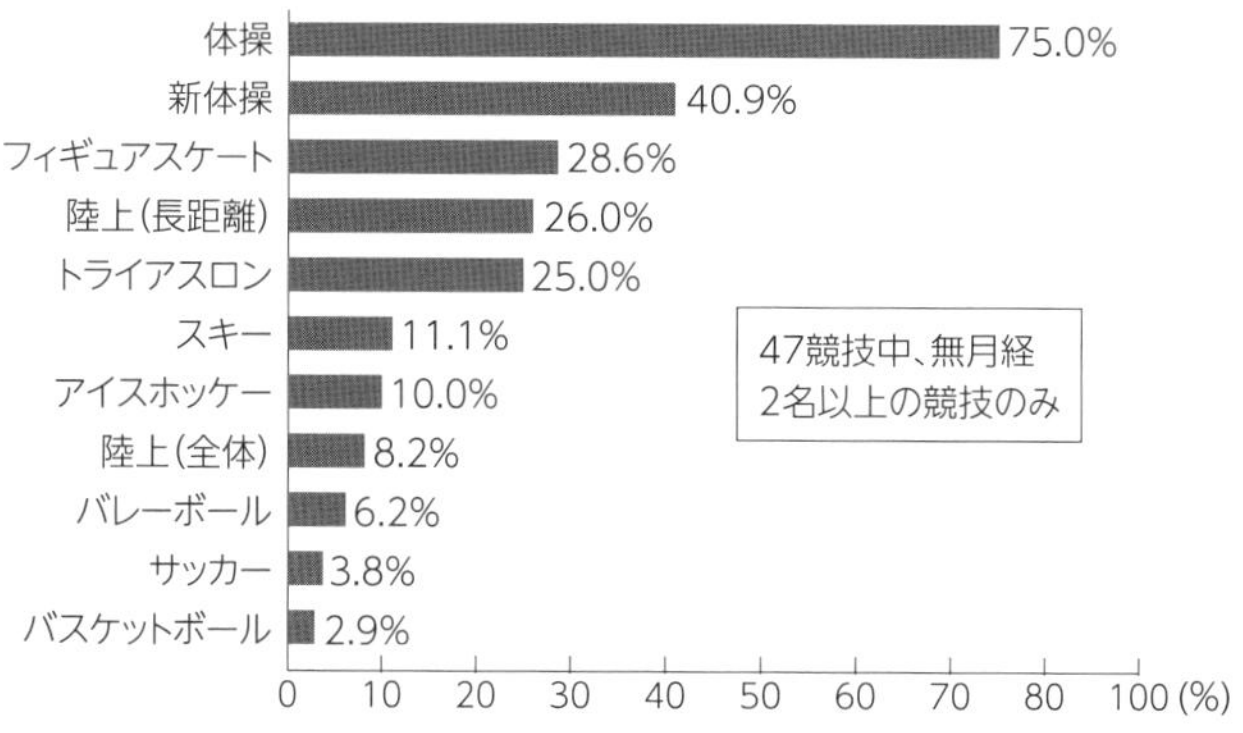

（能瀬さやか 他 日本臨床スポーツ医学会誌 2014;22:67-74より作図）

ストレスと糖尿病の切っても切れない関係

医学研究科消化器・代謝内科学　准教授　田中 智洋

日本人の6～12人に1人が糖尿病の可能性があるとされ、いまや糖尿病は日本の国民病ともいわれます。一方、日本人は日常生活で最も強いストレスを感じている国民であるとの研究結果があります。日々のストレスと糖尿病には関連があるのでしょうか。ここでは、血糖調節のしくみや糖尿病で身体に起こる変化を解説し、なぞのベールに包まれたストレスと糖尿病の関係にせまります。

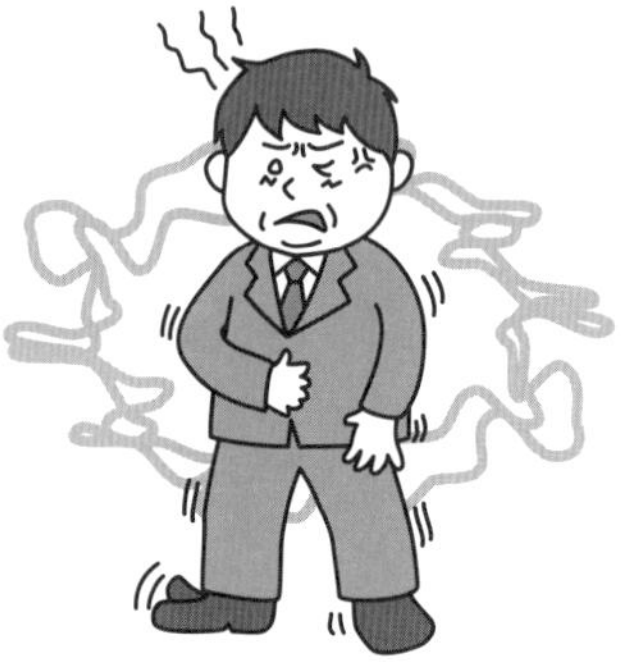

血糖を調節するしくみ

われわれ動物は生まれ落ちた瞬間から死の床につくまで、必要なエネルギーのすべてを食べたり飲んだりして生きています。体温の維持、食物の消化、頭を使った思考、筋肉を使った仕事、ヒトのすべての営みにはエネルギーが必要で、エネルギー源として使える物質は、糖質、脂質、タンパク質の3種類に分類されます。中でも糖質はほかの栄養素と比べてすぐにエネルギーに変えやすく、多くの臓器で利用可能であることから、利用しやすいエネルギー源として体内で重宝されています。

糖質を多くふくむ米飯、パン、めん類、イモ、カボチャ、砂糖などを食べると、小腸でブドウ糖に分解・吸収され、まずは肝臓に蓄《たくわ》えられます。肝臓は必要に応じてブドウ糖を血液に供給し、筋肉をはじめとする全身の臓器は血液の中のブドウ糖（血糖）を使ってそれぞれの臓器の役割を果たします（図表1）。ブドウ糖の最大のユーザーは骨格筋で、血糖の約6割を取りこんでグリコーゲンとして蓄え、運動時に使用します。

ブドウ糖は細胞膜内外の濃度勾配《こうばい》[※1]を利用して細胞内に取りこまれるので、血糖を適切な範囲に維持しておくことは細胞が生きるためにとても重要です。そのため、肝臓からどれだけのブドウ糖が供給されるのか、骨格筋がどれだけブドウ糖を取りこむのかはさまざまなしくみにより厳密に調整されています。特に重要なのはホルモン[※2]の働きです。血糖を直接下げるホルモンはインスリンの1種類だけであるのに対し、血糖を上げるホルモンには、アドレナリンやノルアドレナリン、コルチゾール、グルカゴン、成長ホルモンなど多くの

※1 濃度勾配
物質の濃度の場所（細胞の中と外など）による差のこと。ブドウ糖は濃度の高い血液中から、細胞膜の輸送担体（トランスポーター）を通り濃度勾配に従って濃度の低い細胞内へ取りこまれる。

※2 ホルモン
わずかな量が血液中に放出（分泌）されることで、体内のほかの細胞に作用を及ぼす物質のこと。汗やだ液などとちがい血液中という体内に分泌されることから、ホルモンをあつかう医学領域を内分泌学と呼ぶ。

図表1　体内でのブドウ糖の流れと血糖

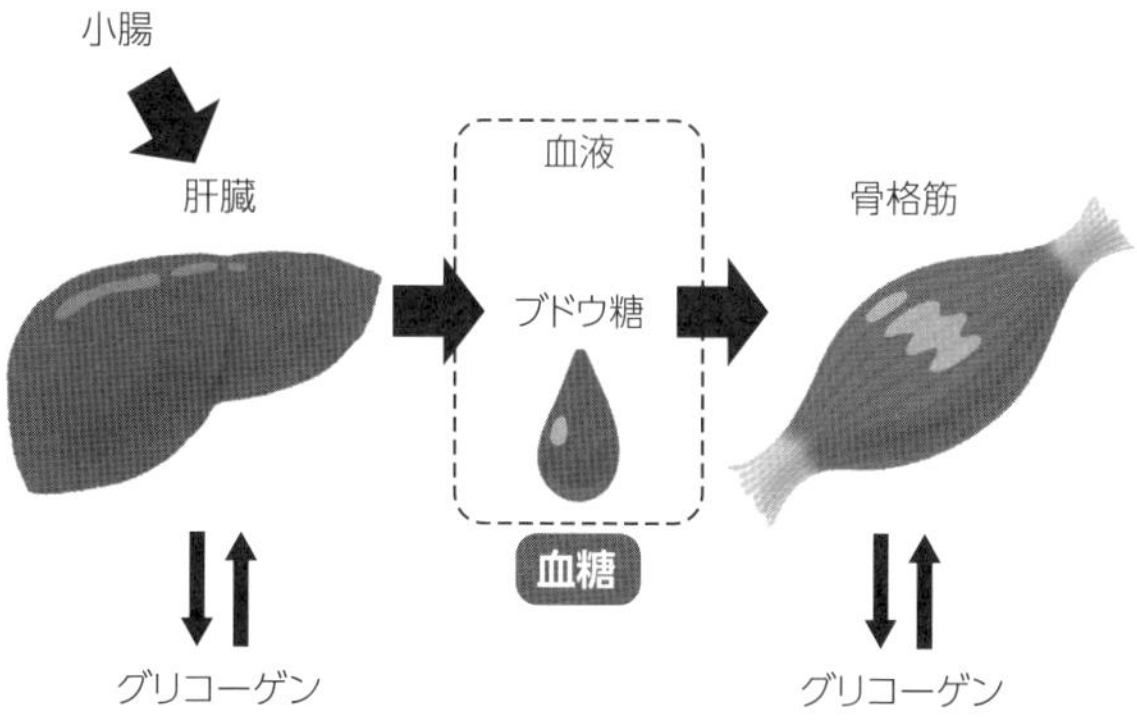

食物にふくまれるブドウ糖は小腸で消化・吸収されるとまずは肝臓に流入し、グリコーゲンとして肝臓に蓄えられる。肝臓は必要に応じた量のブドウ糖を血液中に分泌（肝糖放出）する。一方、血液中のブドウ糖はその約6割が骨格筋に取りこまれ（筋糖取りこみ）、非運動時にはそのほとんどが骨格筋のグリコーゲンとして蓄えられる。血液中のブドウ糖（破線部）のことを血糖と呼び、血糖は肝糖放出と筋糖取りこみのバランスで決定づけられる。肝臓や骨格筋のグリコーゲンは必要な時にはブドウ糖に分解され、肝糖放出や骨格筋のエネルギー源として利用される。

種類が知られています（図表2）。これらのホルモンは私たちが意識しないうちに体内で活躍し、血糖を上げたり下げたり調節してくれているのです。

糖尿病はなぜ起きるのか

ホルモンの力で守られているはずの血糖が、高く（高血糖）、あるいは低く（低血糖）なり過ぎてしまうのはどうしてでしょうか。血液中にブドウ糖を供給する肝臓や、血糖の6割を取りこむ骨格筋の病気では、血糖の調節がおかしくなります。たとえば肝臓の細胞が障害された状態、肝硬変では、ブドウ糖をうまく供給できなくなり空腹時に低血糖を起こしてしまうことがあります。また全身の筋肉が減ってしまう筋の萎縮《いしゅく》やサルコペニア[※3]では、血糖の行先が減ってしまうことで高血糖になります。しかし糖尿病の最大の原因はやはりホルモンの異常です。

　糖尿病と関連するホルモンとして最も有名なのはインスリンでしょう。1型糖尿病ではインスリンの分泌量が激減することで、また2型糖尿病ではインスリン

図表2　血糖を調節するホルモン

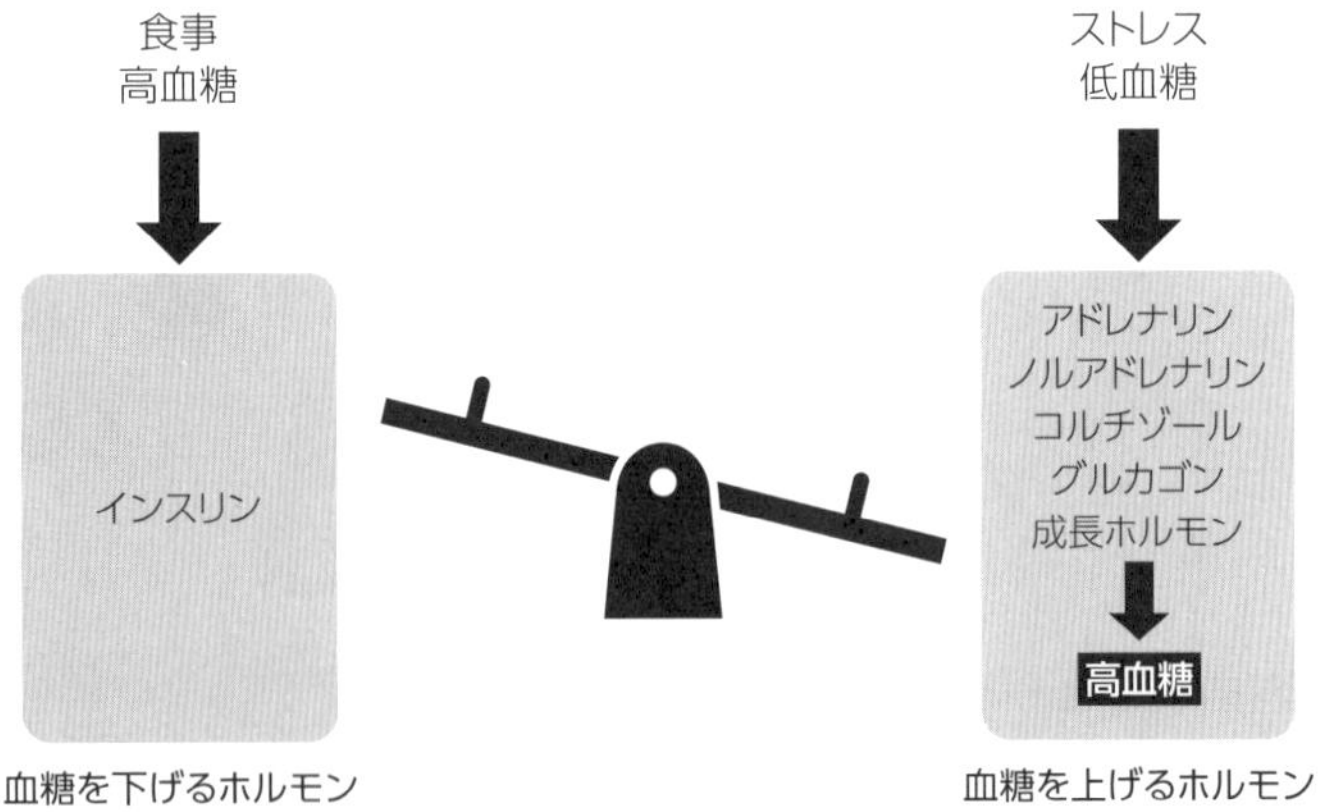

血糖は、血糖を下げるホルモンと上げるホルモンのバランスによって決定づけられる。食後や高血糖時に分泌され血糖を下げるホルモンには、ほぼインスリンしかないのに対して、ストレスや低血糖により分泌が促され血糖を上げるホルモンには、アドレナリン、ノルアドレナリン、コルチゾール、グルカゴン、成長ホルモンなどがある。心身に強いストレスが加わるとこれら血糖を上げるホルモンが多く分泌され、体は高血糖状態になる。ストレスが慢性的に続けば高血糖が持続し、糖尿病の新規発症や悪化につながると考えられる。

が効きにくくなることにより血糖が上昇します。甘味など消化吸収されやすい（高グリセミック指数）※4糖質を多くふくむ食物を短時間に一気に食べた時には、すい臓は大急ぎでインスリンを分泌し血糖上昇をおさえようとします。このような「いざ」という時のインスリン分泌の予備能力は、遺伝素因によりある程度決められているのに加え、加齢によっても確実に低下していきます。ですから甘いものを高頻度に沢山、一気に食べる習慣を避けることが重要です。さらには、レジスタンス運動※5で骨格筋量を増やし血糖の受け皿を大きくするように努めて、糖尿病の予防・改善を目指しましょう。

ストレスホルモンと血糖

私たちの体には血糖を上げるホルモンがいくつも備わっていることをお話ししました。血糖が下がりすぎれば細胞が利用可能なエネルギーが不足するため、動物の生存に重大な悪影響をおよぼしかねません。実際、日常の糖尿病診療においても低血糖症はただちに命に関わりうる重い病態としてあつかわれます。このような危機的状態では、ストレスへの応答として、アドレナリン、ノルアドレナリン、コルチゾールなどのホルモンが分泌され、血糖を上げて命を守ろうとします。また外敵に襲われるような外からのストレスを受けた時には、逃げるにしても戦うにしても筋肉や脳がブドウ糖を多く必要とすることから血糖を上げることが目的にかなっているといえるでしょう。つまり、血糖上昇ホルモンの多くはストレ

※3 サルコペニア
全身の筋量と筋力が減少していく症候群で、身体の機能障害や生活の質の低下、生命のリスクとなる。糖尿病も合併しやすい。

※4 グリセミック指数（GI）
同量の糖質を食べた時の食後の血糖上昇作用の強さを表す指数。高GI食は消化・吸収がよく食後の血糖を大きく上昇させ糖尿病発症のリスクを上げる。

※5 レジスタンス運動
運動は一般に有酸素運動とレジスタンス運動に分類される。レジスタンス運動はスクワットなどの筋肉に抵抗をかけて行う運動で、筋肉量を増やす効果に優れる。

ス応答ホルモンであるといえます。ではこれらのストレス応答ホルモンが多過ぎるとどうなるのでしょうか。

ホルモンを作る腫瘍ができてしまってホルモン過剰となる病気があります。アドレナリンやノルアドレナリンを産生する褐色細胞腫[※6]、コルチゾールが産生されるクッシング症候群[※7]、グルカゴン過剰となるグルカゴノーマ[※8]、成長ホルモン産生腫瘍による先端巨大症[※9]などは、いずれも糖尿病やその一歩手前である耐糖能異常の原因となることがわかっています。ストレス応答ホルモンの過剰は、糖尿病を悪化させるのです。

現代を生きる日本人にとって外敵に襲われる機会は多くはないでしょう。しかし、過労や夜勤、交替制勤務労働、失業、対人関係のトラブル、住環境など社会生活に起因する慢性的ストレスにさらされている人は少なくありません。このような心理社会的ストレスの強さを調べる方法に、だ液や毛髪のコルチゾール濃度を測る方法があります。たとえば過去数カ月間にのびた部分の毛髪の解析では、失業者やシフトワーカーでのコルチゾール濃度の増加が見られ、慢性的なストレスの蓄積を反映していると考えられています。

ストレスが糖尿病に与える影響

慢性的な社会心理的ストレスの蓄積がストレス応答ホルモンを増加させること、これらホルモンが血糖を上げることはご理解いただけたかと思います。では、

※6 褐色細胞腫
副腎髄質（副腎の奥の部分）や交感神経節から発生する腫瘍で、アドレナリンやノルアドレナリンを作ることで高血圧や高血糖の原因となる。

※7 クッシング症候群
副腎皮質（副腎の表面の部分）から発生する腫瘍で、コルチゾールなどを作ることで肥満や高血糖、高血圧の原因となる。

※8 グルカゴノーマ
すい臓のランゲルハンス島のα細胞から発生する腫瘍で、グルカゴンを産生することで高血糖や皮膚の発疹の原因となる。

※9 先端巨大症
下垂体に発生する腫瘍が成長ホルモンを過剰に産生するため、額、鼻、下あごや手足が大きくなる病気。高血糖や大腸がんなどを合併しやすい。

実際にストレス下では糖尿病が悪化するのでしょうか。

55名の1型糖尿病患者を対象とした研究では、直近のストレスが血糖コントロールの悪化と関連すること、直近のよいライフイベントが血糖の不変ないし改善と関連することが報告されています。別の研究では、2型糖尿病患者108名を2つのグループに分けて、片方のグループには通常の糖尿病治療に関する教育を、もう一方のグループにはこれに加えてストレスへの対処法に関するトレーニングを施しました。すると、ストレス対処法を学んだグループの方がHbA1c[※10]が0・5%低くなったとの報告があります。この研究を端緒として多くの研究がなされ、糖尿病患者さんがストレスコーピング[※11]技術を修得することの重要性が示されてきました。

社会心理的ストレスの悪影響というのは、個々人のストレスの感じ方の強さにもよるのかもしれません。5万人を対象に、日常の精神的ストレスの感じ方を「少ない」「普通」「多い」の3グループに分けて、以後の糖尿病の新規発症率を10年間追跡した調査があります。その結果、ストレスが「多い」と答えた男性は「少ない」と答えた男性の約1・4倍多く糖尿病を発症することがわかり、女性でも同様の傾向が見られました。また東日本大震災後に避難所に入所された約11,000名を対象とした7年間の追跡調査では、抑うつ傾向やPTSDの傾向がある男性では、新たに糖尿病を発症する危険性が高まることがわかりました。

私がかつて診療に当たっていたX氏は、毎週社交ダンス教室に通う紳士でした。

※10　HbA1c
赤血球の赤い色素へモグロビンにブドウ糖がくっついたもののことであり、過去数カ月の平均的な血糖値を反映することから、糖尿病のコントロール指標として用いられる。

※11　ストレスコーピング
ストレス対処を意味する英語。ストレスの基（ストレッサー）にうまく対処しようとすること。ストレッサーそのものに働きかけようとする問題焦点コーピングと、ストレッサーに対する考え方や感じ方を変えようとする情動焦点コーピングがある。

X氏は糖尿病で1日数回の自己血糖測定をされていたので、診療のたびに日常生活の中での血糖値の変化を拝見していました。ダンス教室で「運動」をされた当日と翌日は目に見えて血糖がよく下がることから、X氏も喜ばれ、私も「趣味のダンスで血糖も良好となり素敵ですね」とお話ししていました。ところがある月から血糖値がどんどん上がり、ダンス教室の日も血糖値が高いままになってしまいました。初めは途方に暮れた私でしたが、話をよくよくお聴きすると実はダンス教室の全国発表会の日程が近づいていたのです。まじめなX氏は、パートナーのご婦人に恥をかかせるわけにはいかない、と必死の思いで練習をしていらしたのでした。発表会でX氏ペアは見事上位入賞を果たされ、その翌日から血糖値は見事に下がり、再びよいコントロール状態にもどったのでした。

同じ強度・時間の運動でも、仕事として行うのと余暇にレジャーとして行うのでは、余暇の方が血糖低下作用が優れていることがわかっています。ストレスは糖尿病治療の大敵。食事療法も運動療法も、それ自体がストレスにならないよう、明るく前向きに取り組めることが最も重要です。

コラム：織田信長は糖尿病だったか？

尾張出身の戦国の名将、織田信長は43歳で安土城を居城としたころから手足のしびれと痛みに苦しんでいたと言われます。末梢神経の障害によると思われるこの症状に確定診断を下すのは今となっては不可能ですが、糖尿病性神経障害の可能性も考えられます。推定の域を出ませんが、これが糖尿病によると仮

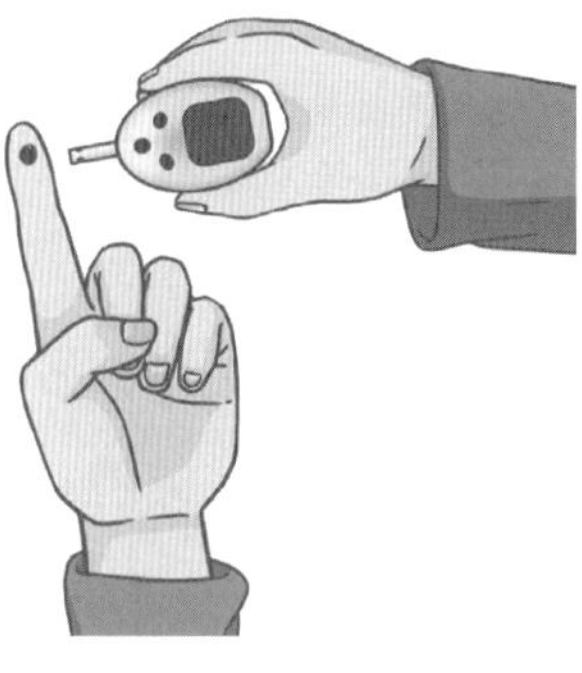

定するならば、姉川の合戦、比叡山延暦寺の焼き討ち、三方ヶ原での惨敗と戦に明け暮れた30代から糖尿病をわずらっていたことになりそうです。

筋肉質で乗馬や舞をたしなんだ信長ですが、干し柿や金平糖などの甘味を好んだと言われています。何よりも睡眠もそこそこに飯をかき込んでは生きるか死ぬかの戦に出陣し、時の足利将軍を京から追放するなど、ストレスに満ち満ちた人生であったことは想像に難くありません。かくもストレスの多い生活が、糖尿病の発症や悪化のリスクとなろうことは疑いようのないことです。

ストレスとうまくつきあおう

ストレスと糖尿病の物語、いかがでしたか。仕事のプレッシャーや生活上のストレスはさけがたいものかもしれません。しかし、時には自身の心の声に素直に耳を傾け、ストレスの原因から距離を取ったり、うまく受け流したりする術を身につけることで、ストレスの悪影響を減らすことは可能です。ストレスとうまくつきあって、血糖上昇の呪縛をはねのけましょう！

ストレスから起こるめまい

医学研究科耳鼻咽喉・頭頸部外科学　講師　蒲谷　嘉代子

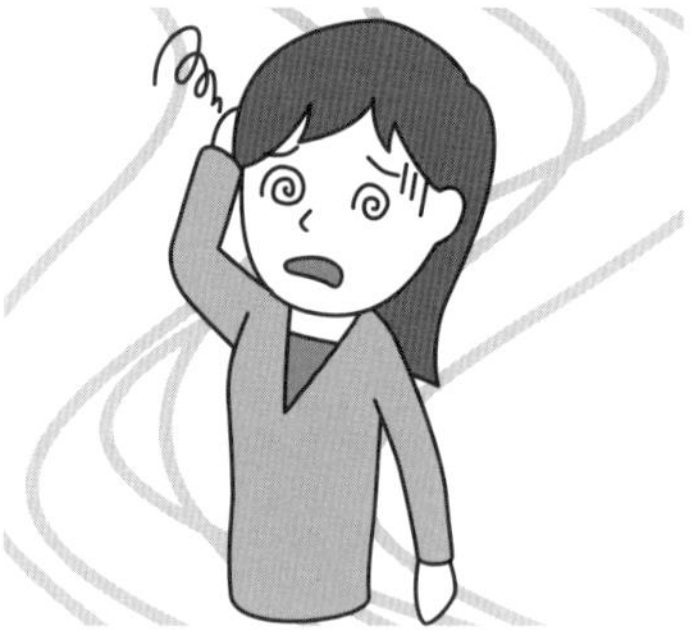

めまいの原因はさまざまで、すべてのめまいがストレスが誘因で起こるわけではありません。しかし、めまいの診療では、発症や悪化にストレスが関与している患者さんに多く出会います。めまいが続いたりくり返したりすること自体がストレスになり、それがさらにめまいを引き起こす、悪化させるなど、悪循環になることも少なくありません。

めまいはどうして起きるのでしょうか

めまいとは、世の中がぐるぐる回っているように感じる、ふわふわと雲の上にいるように感じる、歩くとふらついてしまうなどの症状のことをいいます。めまいは、体のバランスを保つしくみが正常に働かなくなることで感じるようになります。

では、体のバランスはどのように保たれているのでしょうか。体のバランスを

保つのに必要な情報には、
①目から入ってくる情報（視覚情報）
②三半規管や耳石器という前庭器官[※1]から入ってくる頭の動きやかたむきの情報（前庭感覚情報）
③足などの腱や筋肉から入ってくる触覚や圧感覚の情報（体性感覚情報）
があります。

　これらの目、耳、足底からの感覚情報を脳がまとめます。そして、脳は指令を出して、目の動きや体の筋肉の動きを調整することで体のバランスを保とうとします（図表1）。したがって、目、耳、足底、脳のいずれかひとつでも調子が悪いと体のバランスが取れなくなり、めまいを感じることになります。ストレスは、バランスを保つしくみのうち、脳や耳に影響を与えて、めまいを起こす場合があります。

ストレスが脳に影響を与えて起きるめまい

　ストレスは、バランスのしくみのうち、脳に影響をもたらします。脳に影響を与えるといっても、脳腫瘍や脳梗塞のような命に関わるような重大な病気が起きるのではありません。ストレスによって、脳が正常に働くことができない状態になるのです。たとえば、徹夜明けなど睡眠不足があるだけでも、考えがうまくまとまらなかったり、ふわふわとした感覚がしたりするなど、脳が正常に働かない

※1　**前庭器官**　耳の奥の内耳にあり、頭の動きや位置に対する感覚をつかさどる器官。

図表1　体のバランスのしくみ

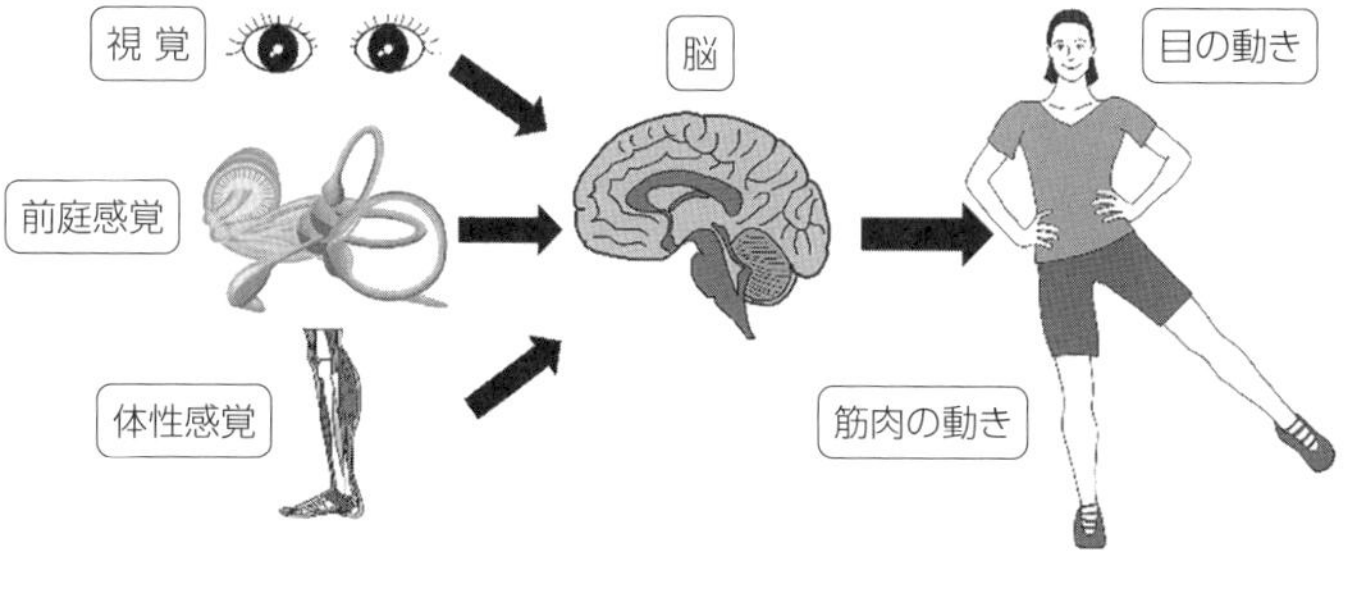

状態を経験されたことがあると思います。ストレスがたまって脳が正常に働かなくなると、バランスを保つことに必要な情報を十分にまとめられず、混乱して、ふわふわとした感覚が生じます。さらに、歩こうとすると足の筋肉にちょうどよい指令を出すことができないためにふらついたりするようになります。このようにストレスが脳に影響を与えて、めまいを感じるようになるのです。

以前は、ストレスや心理的要因がきっかけで起こるめまいを心因性めまいと呼んでいました。しかし、うつ病などの精神科的な病気を持っていない人でも、このようなめまいを発症することがあり、心因性めまいと診断されると、「気のせい」、「心が原因」、「精神的に弱い」などと誤解や不快感を持たれることもありました。最近は、脳が正常に機能していない状態を表す、「機能性」という言葉が使われるようになり、ストレスや心理的要因が脳の機能に影響を与えて起きるめまいを「機能性めまい」と呼ぶようになってきています。

慢性的に続く機能性めまい：持続性知覚性姿勢誘発めまい

ストレスや心理的要因が関わって発症する機能性めまいの中に、2017年に診断基準が国際的に定められたばかりの「持続性知覚性姿勢誘発めまい（以下PPPD）[※2]」という病気があります。PPPDは、3カ月以上という慢性的にめまいが続く病気で、若年者のめまいで最も多いといわれています。この病気の患者さんは、働けないほどに生活に支障が出ていることが多いため社会的損失が大き

※2　PPPD
Persistent postural-perceptual dizziness の略。

く問題となっています。

ＰＰＰＤのおもな症状は、３カ月以上にわたり、毎日ふわふわ、くらくらとしためまいが続いているというものです。また、そのめまいは「視覚刺激」、「立位」、「動作」などのきっかけでふわふわ、くらくらとしためまいがしばらくの間強くなります。たとえば、陳列棚や本棚などの複雑なものを見た時、スマートフォンの画面や人混みなど動くものを見た時、立った姿勢でいる時、歩いている時、エスカレーターやエレベーターに乗るなど動くものに乗った時に、一瞬ではなく、しばらくの間、めまい感が強くなった状態が続きます。

ＰＰＰＤは、発症のきっかけとして、何らかの急性めまいを経験していることが多く知られています。急性めまいは、耳の病気など前庭感覚の異常で起こることが多いとされていますが、立ちくらみがきっかけとなることもあります。人間の体は急性めまいが起きると、めまいの状態に慣れようとするために、目や体の筋肉からの情報を多く取り入れ補おうとする適応反応を起こします。通常は急性めまいが治ると適応反応もおさまるのですが、ＰＰＰＤを発症する方は、ストレスや不安な心理状態が関与することによって適応反応が過剰に続くとされています。そして、わずかな視界の動きや、わずかな体の動きにも脳が反応し、めまいが起きているとかんちがいして、ふわふわ感じる時間が長くなります。自分自身は静止しているにも関わらず、動いているものを見たり、エレベーターなどに乗ったりするだけで、めまいが悪化したように感じるのです。このような過剰反応は、ストレスや不安があるほど続きやすく、症状がさらに増悪するという悪循環におちいります。

ＰＰＰＤは、一般的な平衡感覚の検査や脳のＭＲＩなどの画像検査をしても異常はありません。そのため、症状が続いているにも関わらず、異常なしと診断されてしまうことがあります。ＰＰＰＤの診断基準ができるまでは、原因不明のめまいとしてあつかわれることが多かったようです。原因不明のめまいと診断されると治療することもできませんが、ＰＰＰＤと診断されればＰＰＰＤに有効とされている治療方法が受けられます。治療方法は、薬物療法やめまいのリハビリテーション、また心理療法の効果が報告されています。ストレスや不安などの心理的要因があるめまいの場合、ＰＰＰＤと気づいて診断されることで、症状の改善が期待できる治療に臨めます。

ストレスが耳に影響を与えておこるめまい：メニエール病

ストレスが耳の奥の内耳[※3]に影響を与えておこるめまいとして、メニエール病が知られています。メニエール病の症状は、20分～12時間ほど続く、ぐるぐる目が回るめまい発作をくり返すのが特徴です。そのめまい発作に、耳のつまり感や耳鳴り、難聴という聞こえに関する症状をともないます。メニエール病の患者さん全体の６割が女性で、中年以上に多いとされますが、最近は60歳以上の高齢になってから発症する方も増えています。めまい発作の頻度は、患者さんによってさまざまですが、年に数度の方から、１カ月に10回以上という方もいて、この発作の

※3　内耳
内耳の内部はリンパ液に満たされており、「内リンパ」と「外リンパ」の2種類がある。

回数には、背景にあるストレスが大きく影響していると考えられています。

メニエール病は、心理社会的ストレスの影響で身体の症状が出る心身症とも考えられています。メニエール病の発症前には、その誘因として、心理社会的ストレスや肉体的ストレス、また、睡眠不足、運動不足、過労などが関与していることはよく知られており、メニエール病の発症や症状の増悪とストレスに関連があった患者は80%と報告されています。また、メニエール病の患者さんは几帳面、完璧主義、真面目、神経質な性格であることが多く、そのためにストレスを敏感に感じやすくなるとも考えられています。さらに自分の考えや感情をおさえ、安易に不満などを口に出さない自己抑制型といわれる性格の方も多いです。ストレスに対処せずにいると、強いストレスによりうつ状態や不安状態が引き起こされ、結果としてメニエール病の重症化を導く可能性もあります。

メニエール病の病状は、内耳の内リンパ腔《くう》にリンパ液が過剰に貯まる内リンパ水腫です（図表2）。メニエール病の患者さんでは、ストレスで増加するホルモンであるバゾプレッシンが高値であることが報告されています。メニエール病の患者さんでは、内リンパを吸収する内リンパ嚢《のう》※4の機能が低下しており、ストレスによりバゾプレッシンが増加することで内リンパ腔に明らかにリンパ液が貯まり内リンパ水腫を引き起こすと考えられています。

メニエール病の治療は、めまい発作中には、症状をやわらげるための対症療法を行い、めまい発作の合間にはめまい発作を予防するための治療を行います。メ

図表2　メニエール病の病態

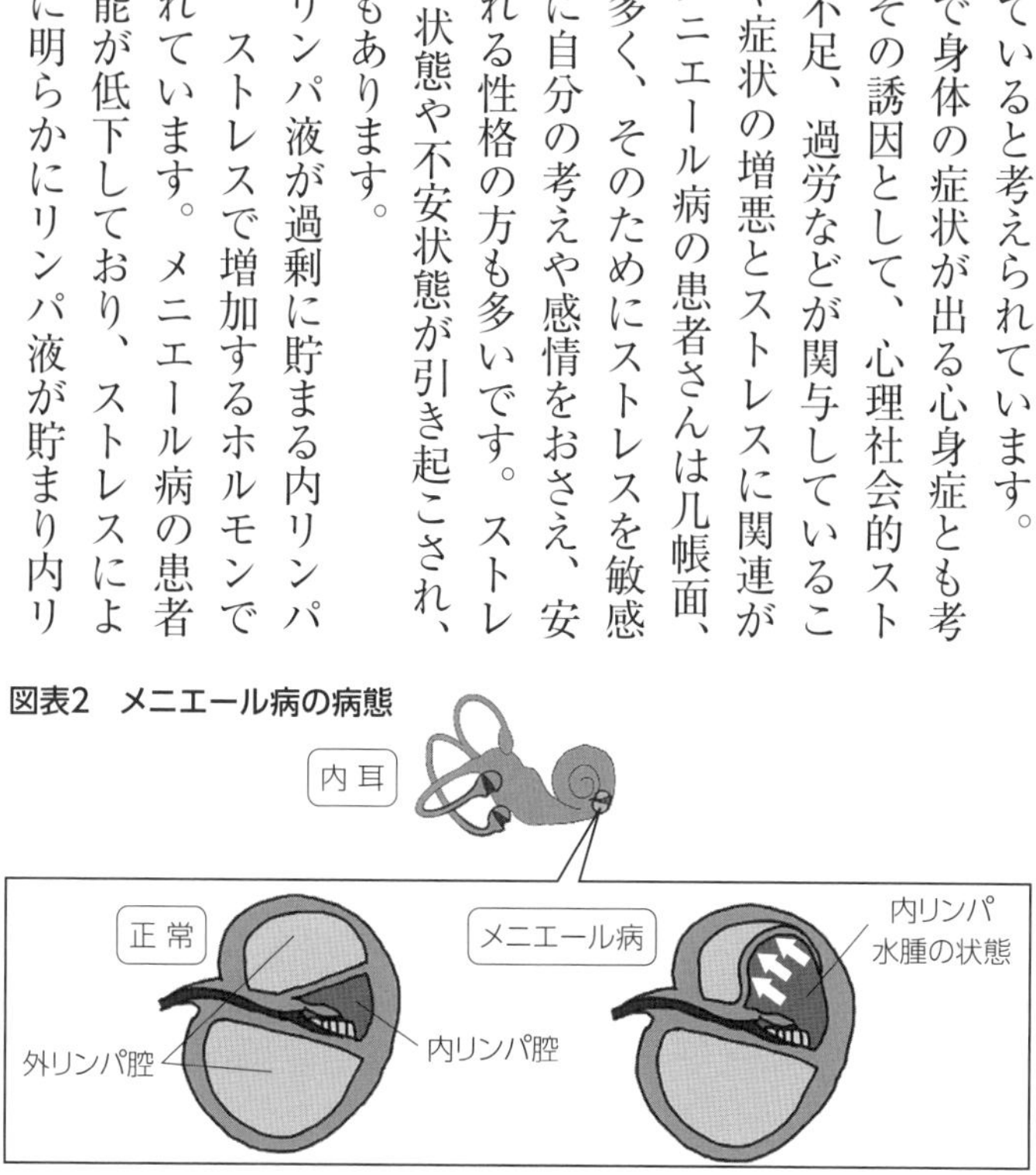
内耳
正常
メニエール病
内リンパ
水腫の状態
外リンパ腔
内リンパ腔

※4　内リンパ嚢
内耳にあり、内リンパを吸収する袋状の組織。

ニエール病の診療ガイドラインでは、保存的治療として、生活指導、心理的アプローチ、薬物治療をまず行い、めまい発作の頻度が減らない場合には中耳加圧治療、内リンパ嚢開放術などのより専門的な治療にと進めます（図表3）。治療の第一段階として生活指導が明記されており、その内容はストレスの軽減、過労防止、十分な睡眠時間を取ることとされています。

ストレス源を可能な限り回避するのがよいですが、ストレス回避が困難な場合も少なくありません。実際に、職場や介護におけるストレスなど回避困難なストレスをかかえていたメニエール病の患者さんが、数年来めまい発作がくり返されていたにも関わらず、定年をむかえたり、介護をする必要がなくなったりしたことをきっかけに、めまい発作がなくなることがあります。ストレス回避が困難な場合でも、少しでもストレスを発散させるような運動など、趣味や楽しみを見つけてそれに使う時間を作り、やりがいや達成感を得るなど、自身にとってプラスになることを加えることも有効です。

ストレスに対処して、発症も重症化も予防しましょう

ストレスが誘因となるめまいとして、脳の機能に影響を与える機能性めまいＰＰＰＤと、耳に影響を与えるメニエール病を紹介しました。ストレスとめまいの関係を知ってストレスに対処することにより、めまいの発症の防ぎ、既にめまいを発症している方にはめまいのくり返しや重症化の予防につながることを願っています。

図表3　メニエール病発作の予防治療

1	保存的治療 生活指導（過労・睡眠不足・ストレス回避）、心理的アプローチ 薬物治療（浸透圧利尿薬、抗めまい薬、抗不安薬、ビタミンB12、漢方薬）
2	中耳加圧治療
3	内リンパ嚢開放術
4	選択的前庭機能破壊術

（メニエール病・遅発性内リンパ水腫診療ガイドライン2020年版より引用）

コラム
Column 1

人生100年時代?
～長寿のためのストレス対策

理学研究科生命情報系　教授　髙石 鉄雄

ここまでお読みいただくと、ストレスがさまざまな病気のもとになっていることは、おわかりいただけたと思います。この後、「ストレス」への対処法、ストレス回避の方法を紹介していきます。そしてもうひとつ大切なことも改めてお伝えしますので、特に高齢の方はご注目ください。

グラフは令和2年の厚生労働省資料をもとに作成した、年齢別男女別平均余命（ある年齢の人が平均あと何年間生きるか）を示したものです。生まれたばかりの赤ん坊の平均余命（＝平均寿命）は男81・64年、女87・74年ですが、65歳まで生きた男女では、それぞれ余命は20・05年、24・91年あります。つまり65歳以上の男性は85・05歳、女性は89・91歳まで生きることになり、平均寿命よりもさらに何年も長く生きるわけです。

「人生100年時代」とはいえないまでも、「人生90年時代」に入ったことはまちがいありません。2020年の時点で80歳以上の日本人は1100万人を超えています。50年前なら亡くなっていた年齢の人がこれだけ増えたのですから、要介護の人が増えるのは当然といえます。

図表　日本人の年齢別男女別平均余命

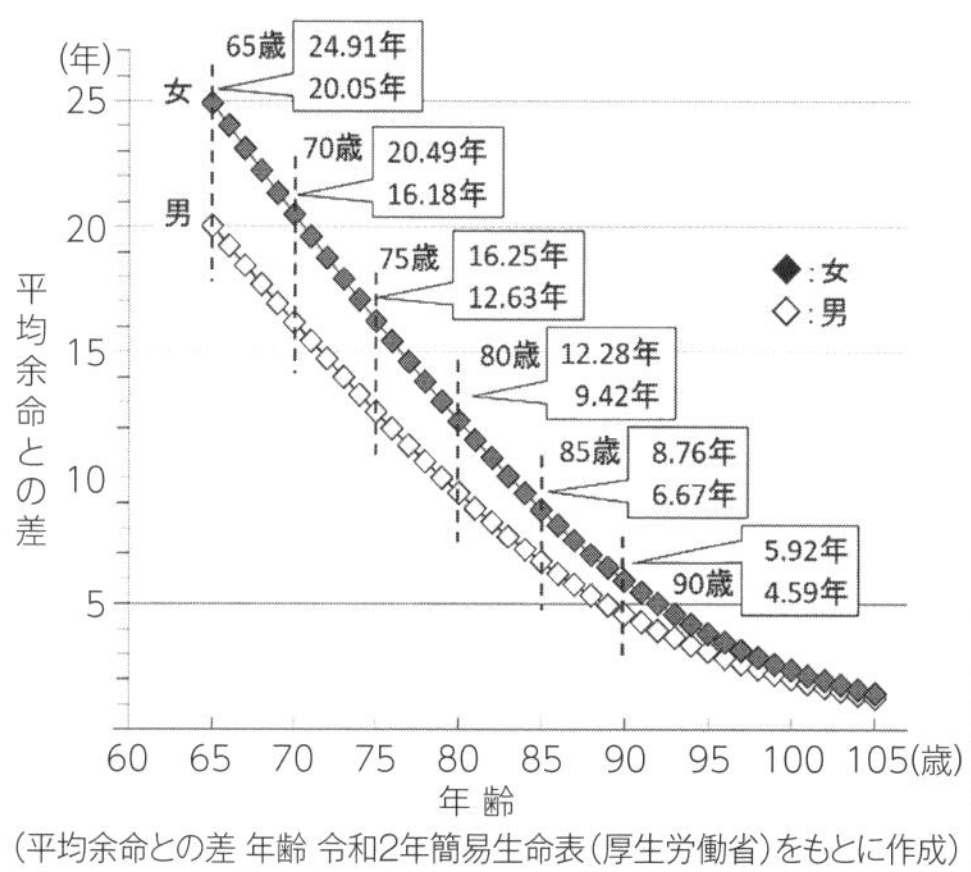

（平均余命との差 年齢 令和2年簡易生命表（厚生労働省）をもとに作成）

高齢の方の「ストレス」の正体は、「自身や伴侶の健康への不安」ではないでしょうか。誰もが願う健康長寿のためには、筋力を保つことと、体に適度にストレスを与える運動習慣が、とても重要です。くわしくはこの後でご紹介しますので、必要に応じて日常に取り入れていただければ、もう心配はいりません。

認知療法と適応的思考
～ストレスにとらわれない発想を

人間文化研究科臨床心理コース　寄附講座教授
小川　成

ストレスの臨床心理学[※1]的な解消法として、心理療法[※2]の1つである認知療法と、適応的思考をご紹介します。

「認知療法」とは

人間の気持ち（感情）は、考え（認知）によって起こったり変化したりするものなので、この特性をうまく利用すれば、落ちこみや不安などのいやな感情を減らせるのではないか、という発想にもとづくのが、認知療法です。認知療法は、すでに広く実施されていた行動療法と合わせ「認知行動療法」として世界中で実施されるようになり、多くの疾患に対する科学的な効果が実証されています。

考えと気持ちの関係

※1　臨床心理学
精神障害や心理的問題の原因を探り、回復の支援や治療、予防のための専門知識や技法を実践的に研究する学問分野。

※2　心理療法
薬や機械など体に直接働きかける手法によらず、話をしたり聞いたりすることを通じて精神障害や心理的問題の治療を行うこと。

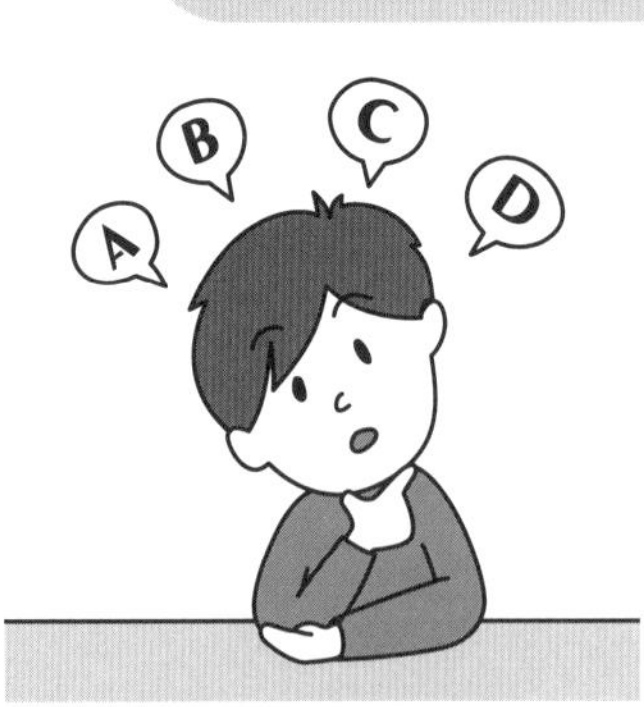

まずは、考えと気持ちの関係について見ていきましょう。想像してみてくださ い。あなたは、同窓会に出席して久しぶりに会ったある同級生に話しかけました。しかし、その人はあなたの顔を見ようとせず、いろいろ話しかけても返事はないうえ、あなたの話を聞いている様子ではありません。このような状況で、あなたはどのように考え、どのような気持ちをいだきますか。ちょっと考えてみてください。念のためですが、これはいわゆる「心理テスト」の類ではありませんので、あなたの裏の顔を暴くようなことはありませんから自由に考えてください。

いかがですか。ではいくつかパターンをお示しします。

A「人が話しかけているのに無視するとはけしからん」「私のことを忘れたのか？失礼な」と考えてしまい、いらいらしたり、怒ったりする。

B「この人は私の話がつまらないのだ」「私のことがきらいなのだ」と考えて、落ち込んだり悲しくなったりする。

C「何か心配ごとでもあるのかな」「体調がよくないのかな」と考え、相手を気づかったり心配したりする。

もちろんほかにもDEF…とさまざまなパターンがありえますが、切りがないのでこのあたりでやめましょう。言いたかったことは、「同じ体験をしても、それをどのように考えるかでその時に感じる気持ちはちがってくる」ということです。すなわち、私たちは客観的に同じ世界を生きているように見えて、実は主観的な自分の考えで作り出した世界を生き、喜んだり悲しんだりしているのです。同じ状況にある時に、みんなが同じ気持ちになるわけではなく、同じ状況であっても、それぞれいろいろな考え方や、いろいろな感情を持つということなのです。

認知療法の原理

考えと気持ちの関係について、さらに見てみましょう。「大切なものを失った」と考えると悲しくなります。逆に「大切なものを手に入れた」と考えるとうれしくなります。また、「危険がせまっている」と考えると恐怖感を覚えます。「不当な仕打ちをされた」と考えると怒りがわいてきます。

これが認知療法の基本原理です。すなわち、考え(認知)が変われば気持ち(感情)も変わり、この理屈を精神的な症状を軽減させることにも利用しようというのが認知療法なのです。

すると、「認知療法って、まちがった考えを正しい考え方に変える治療法なんですね」とおっしゃる方がしばしばいます。しかし、ちょっと待ってください。問題にしているのは、考えがまちがっているかどうかではありません。問題は、自分をつらい気持ちにさせるような特定の考えにとらわれてそれ以外の考えを思いつかず、つらい気持ちから解放されない状態になっていることです。

よって、「今までの考えのほかに、自分を楽にする別の考え方もできるようになれば、少しは気分的にも楽になるかもしれない」というのが認知療法の基本です。考え方を変えるというより、考え方のレパートリーを増やすこと、今までの考えはそのままにして新しい考えを追加できるようになることが、認知療法の目指すところなのです。

認知療法のやり方

認知療法の手順は以下のとおりです。

(1)ストレスを感じる状況を把握《はあく》する
(2)その状況で自然にうかんでくる考え（自動思考）と、感情も把握する
(3)別の考え（適応的思考）ができないか検討する。そうすると感情がどう変化するかも把握する

これを図表1のようなフォーマットにまとめていきます。

(1)ストレスを感じる状況を把握する

ストレスを感じる状況や苦手な状況を把握します。この時、どこで起こったか、何があったか、ほかにどのような人がいたか、誰がどのようなことを言ったかなど、できるだけ具体的に書くようにします（図表2）。

(2)その状況で自然にうかんでくる考え（自動思考）と、感情も把握する

ストレスを感じる状況や苦手な状況にあった時に頭の中にうかんでいるものを簡潔に書きましょう。頭にうかんでいるものは考えとは限りません。過去の記憶やイメージなどでも結構です。また、そのときの気持ち（悲しみ、喜び、不安、

図表1

状況:

自動思考:

適応的思考:

図表2

状況:友達の○○さんにメールしたけど
返事が来ない

自動思考:

適応的思考:

怒り）の度合いを０～１００の数字（％）で把握します（図表３）。

⑶別の考え（適応的思考）ができないか検討する。そうすると感情がどう変化するかも把握する

ほかの考え方ができるようになることが最大の目標です。といってもなかなか自由にほかの考え方ができるようにはならないので、後述のような考えるためのヒントを利用します。もちろんヒントにこだわらず自由に考えてもかまいません。また、考え方を追加することで、どう気持ちが変化するかも観察し、０～１００の数字で把握します。

図表４では、「そういえば今夜はコンサートに行くと言っていたからまだメールをチェックしてないかもしれない」という考えを追加して、悲しみが50％から30％に変化しています。

このように、認知療法では、状況、自動思考、適応的思考の３つを考えることでストレスに対処することを目指します。

適応的思考はどうやって考える？

適応的思考についてもう少しご説明します。自動思考は根深いので、検討を加えていくためには、適切な距離を取る必要があります。また、適応的思考を考えようとしても思考停止におちいってしまう方も多いので、注意が必要です。ここでは２つのヒントを挙げてみます。

図表3

状況:友達の○○さんにメールしたけど返事が来ない
自動思考:○○さんは私のこと嫌いなんだ　悲しみ50%
適応的思考:

図表4

状況:友達の○○さんにメールしたけど返事が来ない
自動思考:○○さんは私のこと嫌いなんだ　悲しみ50%
適応的思考:そういえば今日の夜はコンサートに行くと言ってたからまだメールをチェックしてないかもしれない　悲しみ30%

①友達が同じようなことを心配していたら何と言うか考える

自分の心配事として考えてしまうと、距離が取れなくなり客観的に考えることが困難となってしまいます。ですので、友達が同じような心配を打ち明けてくれた場合なら何と言ってあげるか考えてみます。そうすると案外アイディアが浮かびやすくなります。

②こじつけでもいいので別の見方を探してみる

状況については、本来さまざまな見方が可能なはずですが、自動思考に圧倒されてしまって思考停止してしまう場合があります。多少強引でも別の見方を探そうとしないと、アイディアがなかなか浮かばないことがあります。もっと具体的なヒントをいくつかご紹介しましょう。

(i)客観的な事実は何か

直面している状況について考えていることが、客観的な事実に合っているか検討していきます。それを裏づける客観的な証拠があるか、あるいはそうではない客観的な証拠はないか、と考えていきます。

たとえば、一人でショッピングモールを歩いていたら、知らない人たちが友人同士で楽しそうに話しているのを見た、という状況で、「自分は一人ぼっちだ。誰からも必要とされてない」という自動思考が生じ、さびしくなったとします。そうではないといえる証拠を探してみると、「心配してくれた友人がいた」とか

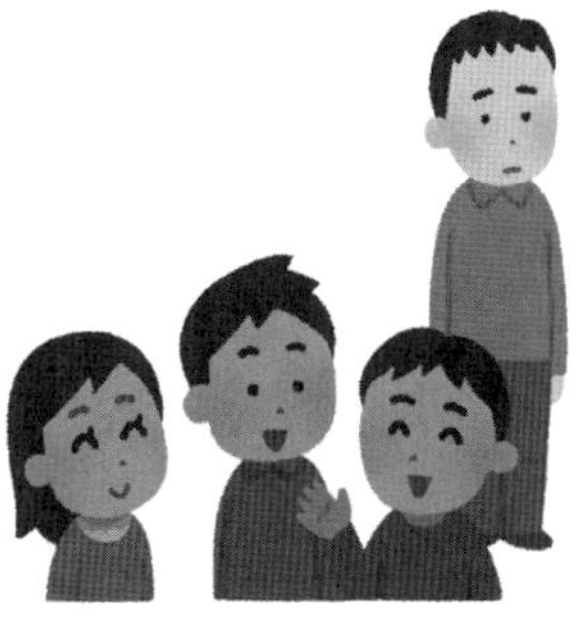

「メールではげましてくれる友人がいた」などいろいろ見つけることができるでしょう。もちろん、こう考えたからといって「自分は一人ぼっちだ。誰からも必要とされてない」という考えがなくなるわけではありませんが、さびしいという気持ちが多少は変化するかもしれません。

(ii)どのくらいありそうなことなのか

現実におそれていることが起こる可能性は、何%か、具体的に数字で考えてみましょう。

たとえば、喫茶店でコーヒーを飲むという状況で、「手がふるえてコーヒーをこぼすかもしれない」という自動思考があって不安になっている場合を考えます。ここでコーヒーを実際にこぼす可能性は何%か考えてみます。もちろん、これは人それぞれということになって、実際にこぼしたことがある人もいれば、一度もこぼしたことはないという人もいるでしょう。実際にはこぼしたことはないという人であれば「これまで、手がふるえてコーヒーをこぼしたことはないから、たぶんこぼさないだろう。可能性は1%以下」などと考えることになります。そうすると、「手がふるえてコーヒーをこぼすかもしれない」という自動思考が消えるわけではありませんが、多少は不安な気持ちが変化することもあるかもしれません。

(iii)周りの人と立場を入れかえた時に、どうなるか

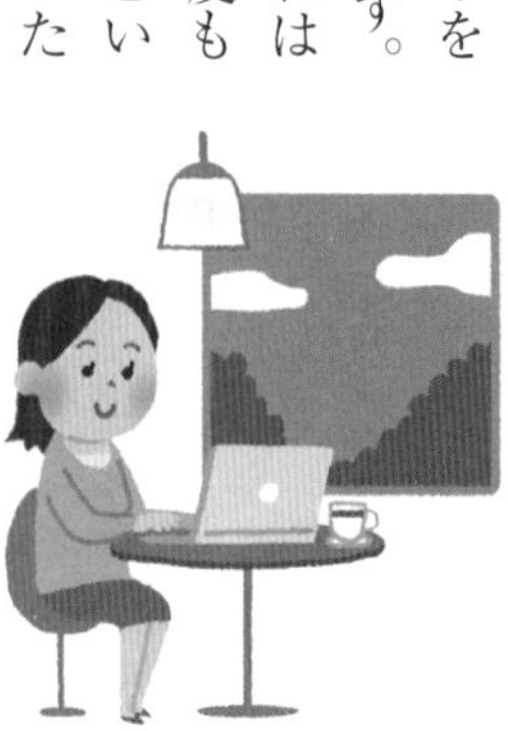

もし、あなたと同じ状態の人を周りに見た時、あなたならどう思うでしょうか？たとえば、街を歩いている時に「汗をかいているのに気づかれると、周りから変な人だと思われる」と考えて不安に思う人を取り上げます。この場合、汗をかいている人を自分が見てどう思うか考えてみます。そうして、自分は汗をかいている他人を見たら、「暑いのかな」「体調悪いのかな」と考えて、特に変な人とは思わないかもとなると、自分の不安な感じも変化するかもしれません。

あせらず気長に取り組みましょう

もちろん、新しい考え方を追加してもすぐに気持ちが変化することはむしろ少なく、ある程度練習は必要ですが、こうした考え方のヒントはほかにもたくさんあり、それだけで1冊の本になるくらいです。自身に合ったヒントを使いこなせるようになれれば、それで大丈夫です。

気長に自分に合った考え方を探し、気持ちを切り変えるくせをつけていきましょう。

体を動かせばストレスは解消できる

理学研究科生命情報系　教授　髙石　鉄雄

子どもから大人まで、現代人の多くは常に何らかのストレスにさらされています。これまでのお話にあったように継続的な「ストレス」はさまざまな身体の不調や病気を引き起こします。ここでは「運動（動的身体活動）」による「ストレス軽減効果」についてご紹介します。

ストレスによる体調不良

現代人は、あらゆるところで生活の電化、自動化、ネットワーク化が進む一方、日常的にスマホなどから入ってくる情報量が大幅に増えたことで、アタマ（脳）を使うけれども身体をほとんど使わないという状況にあります。特にこの2、3年はコロナの影響もあって、大人から子どもまで身体を動かす時間が大幅に減ったことがしばしば報道されています。こういう状況が続くと、1日の終わりには脳に疲労がたまってしまい、そういった状態が長く続くと図表1のような症状が現れます。

さて、こんな時にみなさんにおすすめしたいのが「運動」です。活力ある毎日を過ごすため、さらに人生１００年時代といわれる今日、生涯を自立して生活するために運動は欠かせません。運動は、健康面のみならず精神面にとてもよい影響を与えます。ここからは運動の効果についてお話しします。

運動の効果

・気持ちのリフレッシュ

みなさんは運動後に「汗をかいて気分がスッキリした」、「疲れるかと思ったら逆に気分や身体が軽くなって気持ちも前向きになった」、「部屋から出て町内を歩いてきたら少し気分が楽になった」などというご経験がありませんか。運動は、脳だけではなく、私たちの気持ちや感情にも直接的に変化をもたらします。その１つが「リフレッシュ効果」です。

仕事や生活の中で上手くいかないことやイライラすることがあっても、何らかの運動を始めると、その時間はその運動に集中することになり、嫌な考えや気持ちを忘れることができます。

・自信の回復

高齢の方の中には、１日１万歩を目指して毎日歩いている人も多いようです。

図表1　ストレスにより身体に現れる変化

精神面	イライラ、不安、やる気の低下、感情の落ちこみ、集中力・判断力の低下、過度の緊張 など
行動面	攻撃的な言動、飲酒量の増加、過食/拒食、泣く、消極的になる、仕事上のミスが増える など
身体面	食欲低下、疲労感、肩こり、頭痛、下痢/便秘、慢性疲労、めまい、血圧上昇、目の疲れ など

また、中にはジムで週に数日筋力トレーニングに取り組んでいる方もいるでしょう。自身に課した運動をやりきることで満足感や達成感などの快感が得られます。「今日もノルマをやりきった」「×kgのバーベルが上げられるようになった」などは自分への自信になり、自己肯定感を得ることで気持ちも明るくなってきます。

・体温上昇と睡眠の促進

運動を継続すると、筋活動の際に出る熱や身体全体の血流量の増加により身体が温まります。これにより筋肉の緊張がほぐれ、肩こりや関節の痛みが和らぎます。身体が温まるとおふろに入った後のように気分がよくなり、ストレスの軽減につながります。さらに、身体を使ったことで睡眠の質が向上し、考え方がより前向きになるだけでなく、仕事の効率が上がります。

運動のポイント

では、ストレス解消になる運動とはどのようなものでしょうか。ポイントは次の4つです。

①屋外での運動

せまい場所や室内にいるとどうしても近くを見ることになり、エアコンによる人工的な風や温度にさらされます。雨の中を無理に歩く必要はありませんが、先に書いたリフレッシュ効果を得る基本は、やはり屋外でのウォーキングやジョギングです。

サイクリングもぜひおすすめしたい運動です。自転車で外を走る際には必ず意識できる強さの風を受けられ心地よさを感じますので、よりリフレッシュ効果が期待できます。気持ちが路面状況の把握や交差点での安全確認に向くことで、「しんどさ」を感じにくいという特徴もあります。また自転車で走ると通常はウォーキング以上の強さの運動になりますので、健康づくりの面でもより効果的といえます。

②自分にあった運動

本書の多くの医師の方々とは違って、私は「運動による健康づくり」が専門です。講演の際によく参加者から「どんな運動をしたらいいですか」と聞かれますが、この問いに対する正直な答えは「あなたの体力や身体の特徴がわからないので、即答はできません」です（もちろん、口には出しませんが）。

なぜなら、どのような運動が適しているかは、体力や年齢、性別によってちがうからです。他人がすすめる運動が必ずしも自分に合っているとは限りませんし、もしかしたらできないかもしれません。また、おもしろい・楽しいと感じなければ、あるいは満足できなければおそらく続かないでしょう。

一般に、中等度運動（心拍数が110～120程度になる持久的運動）が健康のためによいといわれていますが、自身の感覚を大切にして、ストレス解消につ

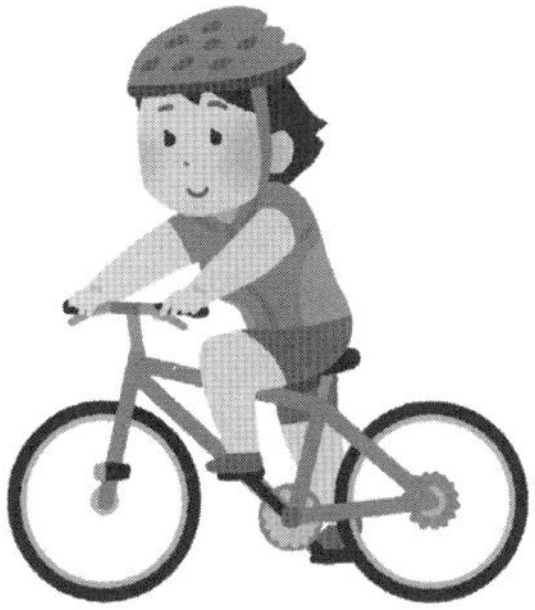

ながる運動の種類と強さを見つけてください。最初に述べたリフレッシュ効果だけなら「がんばる」必要はありませんが、運動による「健康づくり」が目的であれば、多少「がんばる」ことも必要です。

③一定のリズムをくり返す運動

ウォーキングやジョギングのような一定のリズムでくり返す運動をすると、心の安定をはかる脳内ホルモン「セロトニン」※1の分泌が高まることがわかっています。くり返し運動では、せきずいにあるパターン発生器が筋肉への活動命令を自動的に送っていると考えられていますので、運動中に脳に余計な負担をかけないことが、リフレッシュ効果を高めているのかもしれません。

④できれば仲間といっしょに

ここ数年、コロナによりリモートワークが進み、職場での余計なストレスがなくなったと思う人がいる一方で、人とのつながりが希薄になり、「孤独」という別のストレスを感じている人もいるようです。こんな時こそ、勇気を出してスポーツクラブなどで運動を始めてみてはいかがでしょうか。いっしょに活動する仲間を持つことは運動の継続につながり、やる気もわいてきます。スポーツを通じたつきあいを始めることで、新たな世界が開けるかもしれません。

※1 セロトニン
神経伝達物質の1種。ほかの神経伝達物質のノルアドレナリン（恐怖に影響）やドーパミン（快楽に関連）などを制御し、精神状態を安定させる働きがある。幸せホルモンとも呼ばれる。

過度のストレスがある場合には、早めに医療機関へ

図表1に挙げたような症状が現れたら、「何かの病気では？」と心配する前に、まずは「運動」に取り組むことをおすすめします。ただし、「まったく運動する気になれない」「座っているだけでもつらい」という方は、もはや体調不良を通りこして病気を発症しているかもしれませんので、速やかに医療機関で受診することを強くおすすめします。

アメリカにある有名なメイヨークリニックでは、うつ病や不安を和らげるのに役立つとして、定期的な運動を積極的に治療に取り入れています。病院に行っても「運動」をすることになるかもしれませんが、治療の一環として適切なサポートを受けながらの「運動」ですし、有効な薬などの併用もあるかと思います。本当につらいときは、早めにプロの手を借りて1日も早く症状の改善に努めることをおすすめします。

「健康長寿には筋力が大切」

日本では昔から「1日1万歩」をスローガンとして、歩くことがすすめられてきましたが、私が行った調査では、毎日ウォーキングを行っている人の中に、歩数を増やすためにできるだけ疲れない平坦なところを比較的ゆっくりとした速さ

(分速75～85m)で歩いている人が多いことがわかりました。「歩行」がすすめられた背景には、1960年代に入って肥満による心疾患や脳血管疾患が増えてきたことがあります。つまり、歩くことで肥満を減らすことがその理由で、歩くことで脚の筋力が維持できるとはだれも言っていません。おそらく当時は、平均寿命が今のように伸びて、自分の脚で椅子から立ち上がれないほどに脚の力が落ちることなど、まったく想定していなかったでしょう。

腕立てふせや腹筋運動を行った時と比べてみればわかるように、何千回もくり返せるような楽な運動をしても筋力トレーニングにはなりません。体重管理や減量のためには歩数を増やす必要がありますが、特に太っていないなら、歩数を2、3千歩減らしてもかまいませんので、途中で歩くスピードを上げたり下げたりして(インターバル速歩と呼ばれます)、息をハアハアさせることをぜひ実践してください。5分程度歩いて脚を温めたあと、15段程度の階段を5～10回続けて上り下りすることも脚の筋力維持に有効です。

身体には定期的に適度なストレスを!

定期的に身体に生理的なストレスをかけ、「自分はまだこの身体を使いたいんだ!」ということを筋肉や心臓、血管などに教えてやることが身体機能のおとろえを遅らせることにつながります。こういった運動も交感神経を活性化するのでストレスの1種ですが、精神的なイライラとちがって自身でコントロールできる

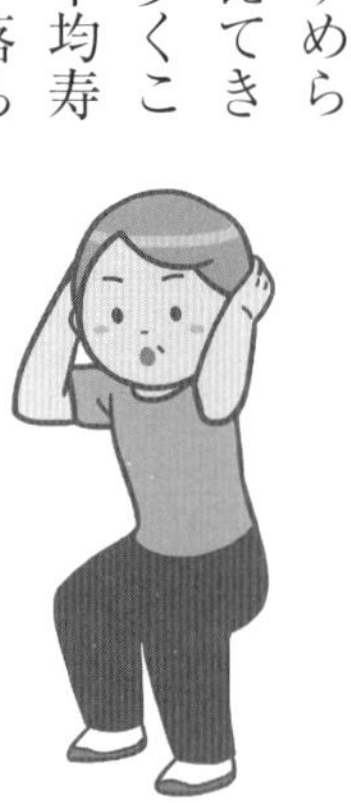

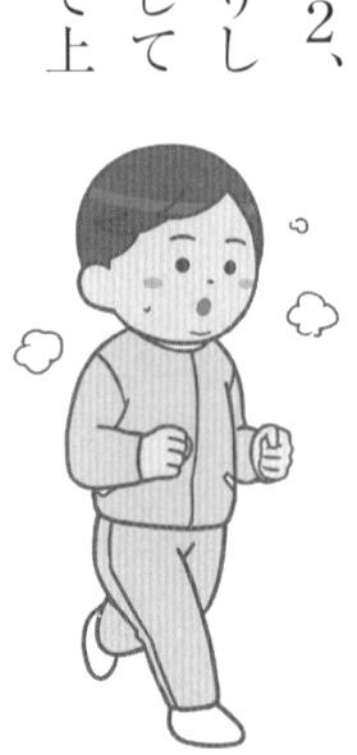

ので「よいストレス」といえます。少し強めの運動を定期的に行い、体力や気力を高く保つことは、加齢による体力低下や不安から来る「悪いストレス」を取り除くことにもつながります。

私も1日中パソコンモニターに向かって授業のスライド作りをした日は、肩こり、目の疲れ、腰の痛みなどがある一方、身体をほとんど動かしていないので帰り際になってもお腹がすいているのかいないのかよくわからず、スッキリしない状態になります。こんな時は、夕方からジョギングに出る、あるいは実験室で研究用のランニングベルトを走るなどしてストレスを軽減しています。

「ストレスをもって、ストレスを制す！」です。

音楽は心を癒《いや》すだけ？

人間文化研究科社会と教育　准教授　古賀　弘之

音楽がなくても人は生きていけるかもしれませんが、音楽のある生活は人生をとても豊かにしてくれます。

音楽が人を癒してきた歴史

音楽は、とても古い時代から人の心を癒すために用いられてきました。最も古い記録として、キリスト教の旧約聖書の『サムエル記』に、悪霊《あくりょう》に悩まされていたサウル王が、たて琴の演奏によって心を癒されたことが書かれています。

「音楽の父」として有名な作曲家のバッハ（図表1）は、不眠で困っていたカイザーリンク伯爵のために『ゴルトベルグ変奏曲』を作曲しました。ゴルトベルクという音楽担当の召使に演奏させた、不眠解消のための音楽です。この曲を、チェンバロという今のピアノのもとになった楽器で、音が大き過ぎないように伯爵の寝室の隣の部屋で演奏させたそうです。

図表1　J.S.バッハの肖像

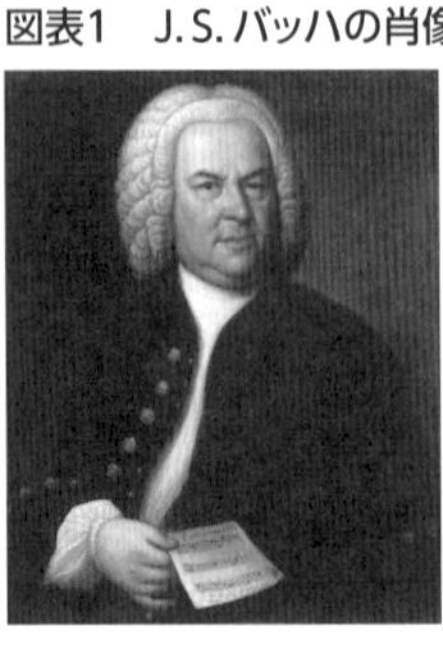

（1746年・ハウスマン画、ライプツィヒ市歴史博物館蔵）

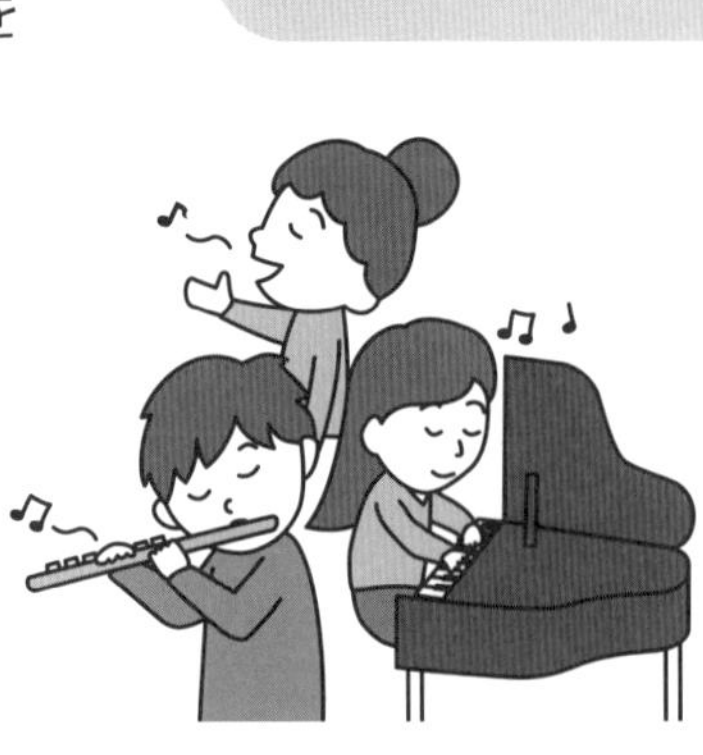

バッハが生きていた時代には「カストラート」という歌手が活躍していました。「カストラート」とは「※1去勢《きょせい》歌手」という意味で、声変り前に去勢することで高音を保つことができた男性歌手のことです。キリスト教の影響で女性が教会で歌うことを禁止されていた時代は、声変り前の少年やカストラートがソプラノを担当していました。ファリネリ（図表2）という優れたカストラートが、うつ状態で苦しんでいたスペイン王フェリペ5世のために歌ったところ、王様はうつ状態から回復したそうです。

まだ現代ほどに科学が発展していなかった時代から、美しい音楽が人の心を癒していたことがわかります。

ストレスと音楽

音楽を聴くことがストレスを緩和することはさまざまな研究で明らかになっています。たとえば「音楽のもつ生理的働き」に関する研究では、鎮静的な音楽（テンポがゆったりした静かな音楽）を聴くと、心拍数、呼吸率、血圧が低下することがわかっています。つまり、音楽を聴取することで体がリラックスした状態になるのです。また、鎮静的な音楽を聴くことで、オキシトシンという、いわゆる「幸せホルモン」が増加し、アドレナリンやノルアドレナリンという、いわゆる「ストレスホルモン」が減少することも認められています。ただし、曲に対する好みや生理的な反応には個人差もあるようで、音楽のもつ特徴よりも、「気分を変え

※1 去勢
子を産み増やす生殖に必要な部位を切除し、生殖不能な状態にすること。

図表2　ファリネリの肖像

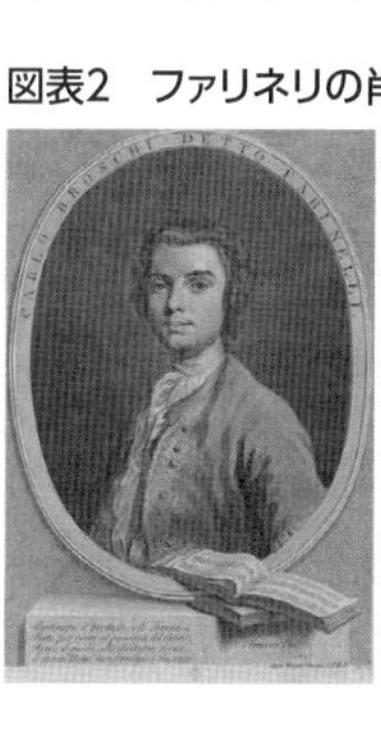

ファリネリ(1705～82)またはファリネッリ。バロック期にヨーロッパで人気を博したイタリア人カストラート歌手で、本名カルロ・ブロスキ。映画「カストラート」(1994年イタリア・ベルギー・フランス合作、ジェラール・コルビオ監督、ステファノ・ディオニジ主演)は彼の伝記にもとづく

(1735年、ロンドン・ナショナル・ポートレート・ギャラリー蔵)

るために音楽を聴く」ことがストレスを低減させていることも報告されています。

日常生活のストレスと音楽

毎日の生活の中で、小さなストレスはいつも感じているのではないでしょうか。そんな時に「音楽を聴きながら」作業をすることは、ちょっとしたいやな気分をまぎらわせてくれます。勉強や課題をこなす時に、音楽を聴くことが「やる気」を高めてくれることもあり、だれに教えられたわけでもないけれど自ら音楽を使ってストレスに対処している人は少なくないようです。ただし、この方法は音楽を聴きながら作業をすると集中できず、逆にストレスを感じるタイプの人もいるので注意が必要です。また、その日の気分をコントロールするために音楽を使っている人もいます。たとえば、今から楽しい集まりに参加するのに気分が上がらない時に、気分を上げるための曲を聴いたり、とても落ちこむことがあった時に泣ける曲を聴いてすっきりしたりといった感じです。

音楽療法とは?

音楽療法とは「音楽のもつ生理的、心理的、社会的働きを用いて心身の障害の回復、機能の維持改善、生活の質の向上、問題となる行動の変容などに向けて、音楽を意図的、計画的に使用すること」(日本音楽療法学会)と定義されています。

わかりやすく解説すると、「音楽のもつ生理的働き」とは、音楽を聴くことで心拍や呼吸などの自律神経系活動が変化するというものです。「音楽のもつ心理的働き」とは、音楽を聴くことで気分や覚醒度（リラックス感―緊張感）などの主観的な反応が変化するというものです。「音楽のもつ社会的働き」とは、音楽を聴くことで行動などの他者に対する態度が変化するというものです。音楽療法では、専門的な訓練を受けた音楽療法士が、音楽のもつこのような働きを用いて、支援を必要としている人のために、選んだ音楽をいっしょに聴いたり演奏したりします。

現代の音楽療法は、アメリカで第二次世界大戦後に心身を病んだ帰還兵のために音楽家が病院で演奏を行ったことに始まります。音楽療法の研究が進んだ近年では、「コクラン」という質の高い医療情報を伝えるイギリスの団体が、科学的根拠に基づいて効果のあった音楽療法の研究成果を紹介しています。

音楽中心音楽療法

音楽療法にはさまざまな方法があり、音楽を聴くタイプの音楽療法を「受動的音楽療法」といいます。そして近年「音楽体験をすることそのものに治療的効果がある」という立場の「音楽中心音楽療法」が注目されています。

音楽中心音楽療法の中の受動的音楽療法が、「音楽イメージ療法」です（Guided Imagery and Music：通称ＧＩＭ）。心理療法としての音楽療法で、リラックスした

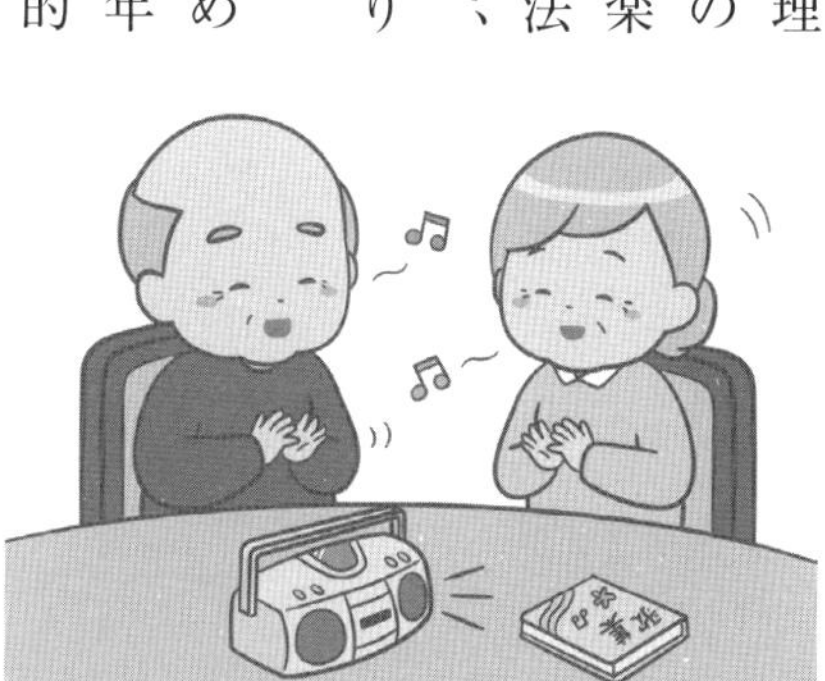

状態で目的に合った音楽を聴きながら、自分自身の深層心理からわいてきたイメージの世界をセラピストに報告し、心の問題を探っていくという方法です。ストレスの中には原因がはっきりわかっているものと、そうでないものがあります。ストレスの原因がよくわからない場合は、子どものころに受けた受け入れがたい体験や、出生前の胎内環境が影響を及ぼしている可能性があります。音楽イメージ療法は、長い間原因不明のストレスで苦しんでいる人に役立つ可能性があります。

音楽を演奏するタイプの音楽療法は「能動的音楽療法」といいます。やはりさまざまな方法があり、音楽中心音楽療法の中の能動的音楽療法には、「ノードフ・ロビンズ音楽療法」と「分析的音楽療法」があります。どちらも即興演奏を中心とした音楽療法で、セラピストといっしょに即興演奏を行い、音楽体験を通して個人の問題に取り組んでいくという方法です。即興演奏とは作曲しながら演奏するようなものですが、楽器や声を使って自由に遊ぶといってもよいかもしれません。「ノードフ・ロビンズ音楽療法」は当初は障害をもった子どもを対象に開発されたもので、「分析的音楽療法」は成人を対象とした心理療法として開発されたものです。音や音楽を通した関わりは、言葉をもたない人と関わることや、言葉では表現しきれないものを表現することに優れています。

音楽療法は、いろいろな治療を受けてみたけれど効果が得られなかった場合に始められることがあります。薬物療法と異なり即効性はありませんが、その分副作用もありません。継続する中で変化が見られていくものです。以下では、人生の中の発達段階における音楽との関連について少しご紹介します。

赤ちゃんと音楽

赤ちゃんはおなかにいる時からお母さんの声を聞いているので、生後間もなく視力が弱い時期でも、お母さんの声は聞き分けられるそうです。そして、赤ちゃんはお母さんの話し声よりも歌声の方を好むことがわかっています。赤ちゃんは歌声が好きなようで、看護師が未熟児で生まれた赤ちゃんに、子守歌を歌いながらだっこしたりゆらしてあげたりを定期的に行ったところ、女の子の場合は成長が促されて退院までの期間が短くなったそうです。

子どもと音楽

自分で好きな音楽を楽しんでストレスを解消できるお子さんもいれば、自分の力だけでは音楽を楽しむことが難しいお子さんもいます。だれかに話をすることでストレスを発散する人も少なくないと思いますが、話すことが苦手だったり難しかったりする子どもの場合はストレスがたまりやすくなります。しかし、音や音楽を通した非言語的なコミュニケーションを行い、言葉にすることが難しい気持ちを表現して受け止めてもらうことでストレスを和らげていくことができます。児童期に音楽を通して自己表現したりいやな気持ちを発散したりする方法を知っておくと、思春期の不安定な気持ちに対処することにも役立ちます。

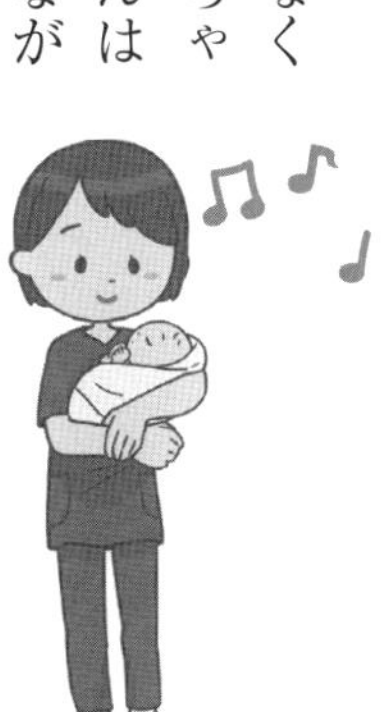

若者と音楽

調査によると、就職する前の若者はさまざまな世代の中で最も音楽を聴く時間が長く、音楽を通してアイデンティティーを形成しているそうです。好きな音楽を演奏したり聴いたりすることでストレスを解消している場合もあります。ただ少し注意が必要なのは、好きな音楽を聴くことが必ずしもよいとはいえない場合があるということです。若者が好んで聴いている曲の中には、精神的に不健康な状態においってしまうような曲もあります。そのような曲を聴き続けていると社会的に不適応な状態におちいったり、死にたい気持ちが高まったりすることがあります。

音楽が悪影響をおよぼした例として、「暗い日曜日」[※2]という歌が流行した時に、曲を聞いた人が自殺をするという事件が続いたことがありました。当時の時代背景などさまざまな要因が考えられますが、音楽は良くも悪しくも影響力があるということがわかります。また、イヤホンを使って大きな音で音楽を聴き続けると難聴になることがあるので音量にも注意が必要です。

※2　暗い日曜日
1933年ハンガリーで発表された楽曲。数多くの歌手に歌われ、特に1936年に発表されたフランス語版でシャンソンとして世界的に知られるようになった。

成人と音楽

社会と関わる年代は、就職や結婚、出産や子育て、介護など多くの変化が生じる時期でもあります。自分の人生の中にさまざまな出来事が起こってきて、そうした変化への対応に苦労している場合には、音楽療法が役立つかもしれません。「音楽イメージ療法」や「ノードフ・ロビンズ音楽療法」、「分析的音楽療法」を体験して、まだ自分では意識できていない、知らなかった自分、新しい自分に出会うことで、新しい人生が始まるかもしれません。

高齢者と音楽

高齢になると認知症になる方が増えてきます。認知症になると物忘れが生じ、行動面や心理面にもさまざまな問題症状が起こります。しかし、若いころに好きだった曲を聴くことで昔の記憶がよみがえり、元気だったころのように生き生きと話し出すといった状態が見られることがあります。「パーソナル・ソング」[※3]というドキュメンタリー映画では、認知症の高齢者や精神病の患者に、若いころに聴いていた音楽を聴かせることで症状が改善する場面が見られます。

※3　パーソナル・ソング
2014年公開のアメリカ映画。マイケル・ロサト＝ベネット監督。

音楽を上手に取り入れて

音楽は心を癒すだけのものではありません。音楽もストレスも、良くも悪しくも人間に影響を与えます。そして人生の中で多少のストレスは避けられません。ある時は癒しを与え、ある時は励みを与えてくれる音楽を生活に取り入れて、うまくストレスと付き合っていきたいものですね。

うつ病と運動リハビリテーション

医学研究科リハビリテーション医学　教授　植木 美乃

うつ病で起こる認知機能や記憶力の低下に対してなぜ運動が効果的なのか、これまで正確にはわかっていませんでしたが、私たちの研究室の基礎実験で、運動リハビリテーションが慢性ストレスを受けたマウスのうつ様症状を改善することを報告しました。この研究内容をふまえ、運動リハビリテーションがいかに重要であるかをお伝えしたいと思います。

運動のうつ病治療への効果

うつ病の発症機序[※1]としてはさまざまな原因があり、関連する弱い遺伝子やその人を取り巻く周辺の環境が要因と報告されています。うつ病に対する治療介入[※2]のいくつかは、症状を軽減して患者さんの生活の質を改善させることが実証されていますが、うつ病患者さんでは、抑うつエピソード[※3]中だけでなくうつ症状が寛解[※4]してよくなった状態でも、忘れっぽさ（認知機能障害や記憶障害）が残るとの報

※1　機序
ものごとが起こるしくみ。

※2　治療介入
有効性・安全性などを評価するために、医薬品、医療機器または手技などを人体に適用して構造や機能に影響をおよぼす、通常の治療を超える医療行為。

※3　抑うつエピソード
抑うつ気分や、興味・喜びの喪失、活動性の減退、それによる疲れやすさの増大といった症状が持続していること。エピソード（病相）とは、ある状態が持続している期間を指す。

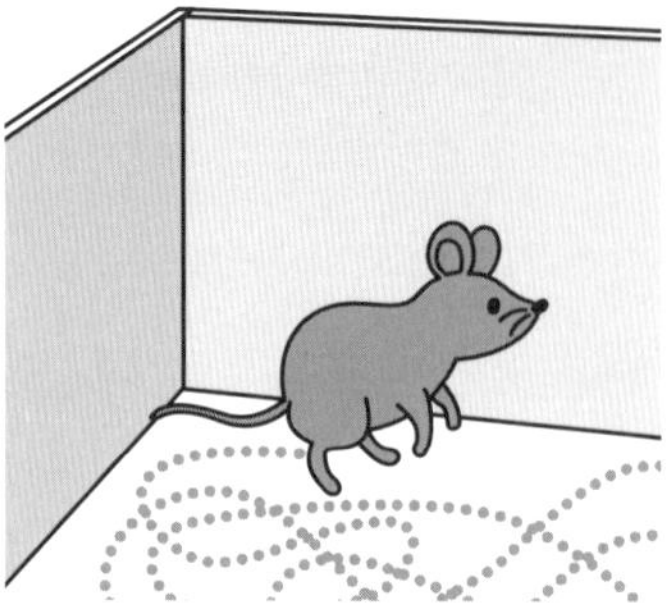

告もあり、治療の困難が指摘されています。特に高齢者で発症当初の認知症とうつ病の識別が難しいのは、このためです。

最近では、運動することによってうつ症状が改善するというさまざまな報告があります。日本うつ病学会の治療ガイドラインでも、適切な運動がうつ病治療に有効であるとされ、運動療法をすすめています。どのような運動が適切かというと、平均的には1週間に3回以上中等度の強度の運動を一定時間継続することと提示されています。このように運動はうつ病の特徴的な症状を緩和することが証明され、すでに運動の有用性は広く認められています。

これまでうつ病の影響を受けた脳に対して、運動やリハビリテーションがどのような機序で効果が現れるのかは正確にはわかっていませんでしたが、最近の研究で、社会性と不安に関連する脳領域の神経同士の接続がそこなわれていることが明らかになりました（図表1）。前頭葉の神経同士のネットワークや、前頭葉と関連した脳活動が低下しているということです。そして運動は海馬※5の機能を強化することや、これら脳領域の炎症がうつ病の海馬機能障害の病因に関与していることが示されています。この脳内の炎症とは、死んでしまった脳細胞を排除して脳内の恒常性を維持しようとする反応が起こることです。一般的な炎症反応は、細菌やウイルスが自分の体に侵入しようとした際に、その排除のためにさまざまな免疫関連の細胞や生体内成分が働いた結果起こります。うつ病で影響を受けた脳では、社会性や不安に関連する重要な脳領域の炎症が起きたり神経細胞数が減ったりすることによって、脳活動の変化が引き起こされると考えられます。

※4 **寛解**
病気が完全に治ってはないが、症状や検査異常がない状態。

図表1　社会性と不安に関連する脳領域
脳の前側方から深部にある前頭前野、扁桃体、および視床下部と海馬

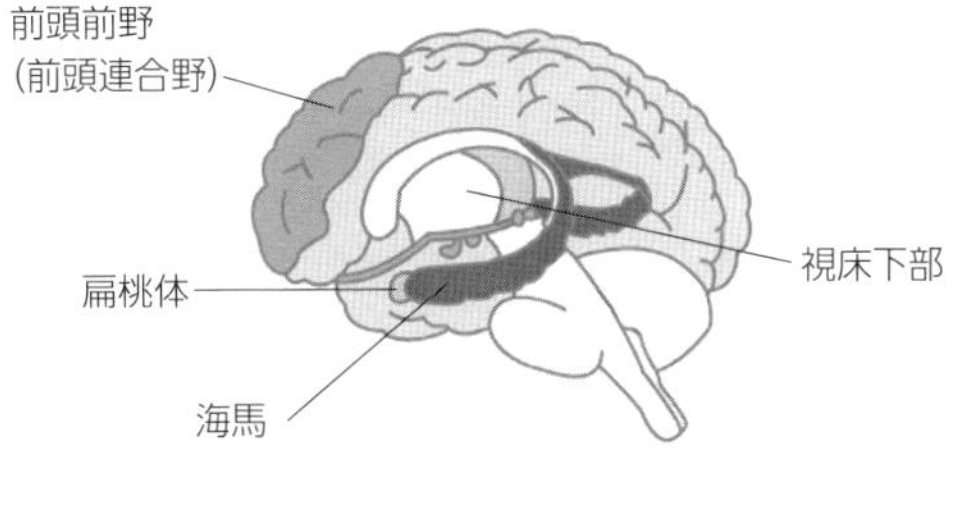

※5 **海馬**
大脳の側頭葉の深い位置にある部分で、社会性や記憶と認知に関連する機能を持つ。

マウスでの運動効果実験

　そこで私たちの研究室は、うつ病のマウスモデルで脳内領域（特に海馬）の活動を記録し、運動リハビリテーションが脳活動に影響を与えるかどうかを調べました。海馬の活動を記録することで、ヒトや動物の睡眠・覚醒や活動状態を評価できます。なかでも記憶が脳の中に定着することに関連しているとされるマウス脳の活動パターンは、SWR※6と呼ばれ、ノンレム睡眠の際におもに記録され、記憶の統合や検索に関与すると考えられています（図表2）。それに対して探索中などの脳活動の活発な状態では、活動リズム（周波数）が7―12Hzの「シータ波」が記録されます。それぞれ、脳のオフライン状態、オンライン状態と考えてよいでしょう。

　海馬のシータ波は、脳の奥の視床下部や脳幹から入力を受け取る内側中隔からの※7神経投

図表2　マウス脳の活動パターン

	シータ波	SWR
周波数	7-12Hz	150-250Hz
動物の状態	探索など活発な状態	non-REM睡眠 覚醒時の不動
海馬の状態	学習 （脳の「オンライン」状態）	経験した神経活動をリプレイする （脳の「オフライン」状態）
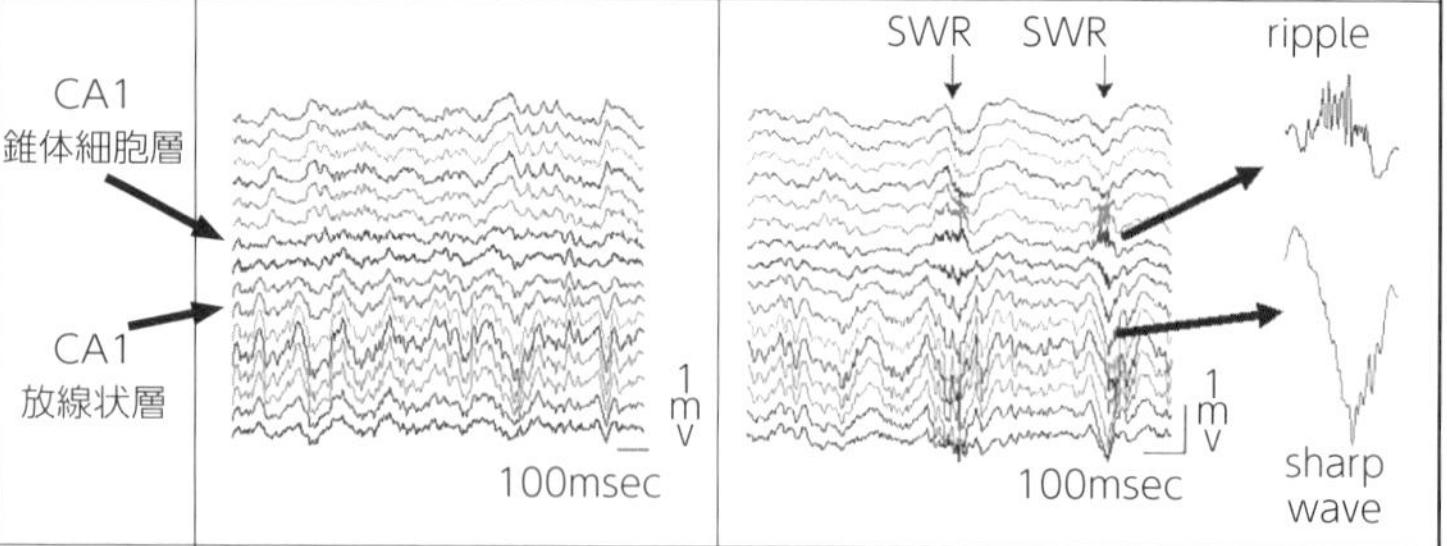		
備考	記憶形成をになう海馬神経新生が促進される	記憶の統合・検索に関与。SWRを阻害すると学習の遅延が起こる（Stengel et al,2010） 海馬内シナプスの長期増強を促進する 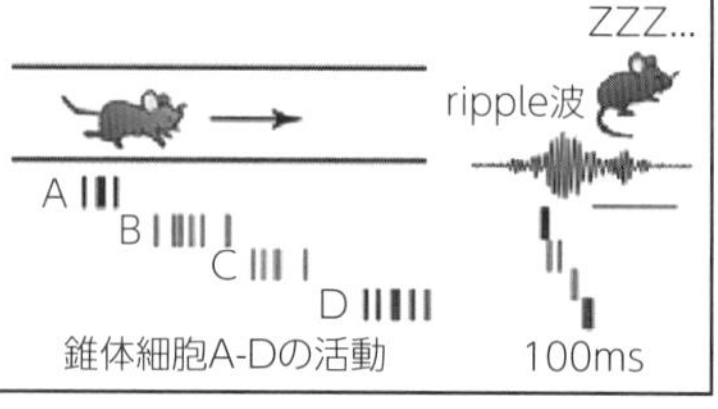

※6　SWR
波動の形を表す英語表現Sharp Wave（鋭波）and Ripples（さざ波）の略。

射に基づいて発生する脳の活動で、特にレム睡眠中に発生して睡眠と覚醒に関係することが報告されています。これらの脳活動は、図表1にある視床下部から入力神経の投射により、ものごとの「動機付け」に重要な役割を果たしています。動機付けはヒトが生きていくために非常に重要な働きで、ものごとをやろう、やりたいという動機付けがなくなることによって気力がなくなり、うつ症状はさらに強くなります。これら海馬から記録される脳活動は、動物の覚醒・睡眠の状態を客観的に評価できると同時に、その活動の変化で脳の働きにどのようなダメージがかかっているかを明らかにできます。

　私たちの研究内容はおもに2つです。第一に、運動リハビリテーションがうつ様症状に対してどのように影響するか、つまり運動することで本当に抑うつの症状を改善できるか、そして第二に、うつ様症状が改善したときに脳の中はどのような変化を起こしているか、特に今まで説明した脳活動や脳内の炎症がどう変化するかを調べました。

①運動リハビリテーションによってうつ症状は改善するのか

　毎日4時間の拘束ストレスをかけたマウスを、うつ病のモデルとして用いました。運動群では、うつ病モデルマウスに対してその後約3週間にわたる自発的な運動リハビリテーションを行ってから、健常マウス、うつ病モデルマウスと運動リハビリテーション群でそれぞれ体重変化とうつ行動を解析しました（図表3）。健常マウスはコントロールとして普通に飼育したマウスを使用します。

※7　神経投射
ある神経細胞の集団が軸索（突起）をのばして、別の標的となる神経細胞の集団にシナプス（連結部分）を作ること。単に投射とも呼ばれる。

図表3　マウスによる運動リハビリテーション実験

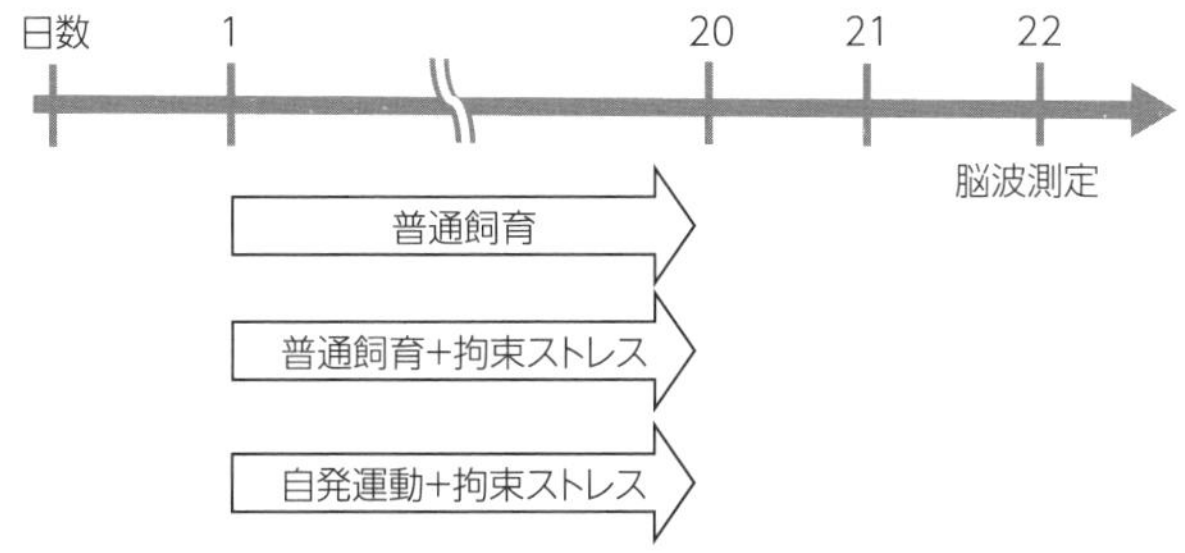

うつ行動の評価として行ったことを、図表4にまとめました。
強制水泳試験は、直径10㎝のガラス円柱に6分間マウスを泳がせ、泳がずに浮くようになる時間を測定するもので、これはうつ症状を反映していると考えられています。その結果体重は健常マウスと比較して、うつ病モデルマウスでは有意[※8]に減少しましたが、運動リハビリテーション群ではマウスの体重は正常下限レベルまでもどりました。強制水泳試験6分の間のマウスが動かない時間は、健常マウスと比較するとうつ病モデルマウスでは延長しましたが、運動リハビリテーション群では減少していました。運動リハビリテーションによって、抑うつ状態に関連する動かない状態が改善したのです。

オープンフィールドテストは不安を反映する指標で、マウスを箱の中に入れ、中央に滞在した時間を調べます。不安行動では、部屋のすみで過ごすことを望み、中央に滞在することを嫌がるのです。結果はうつ病モデルマウスでは、移動距離の減少と中心部に滞在せず箱の中のすみっこに滞在する時間が長くなりましたが、運動リハビリテーション群ではその傾向が改善され、中央に滞在できるようになりました（図表5）。これらの結果はすべて、運動リハビリテーションがうつ病モデルマウスの抑うつ症状や不安症状を軽減したことを示しています。

図表4　マウスのうつ行動の評価

	強制水泳試験	オープンフィールドテスト	新規物試験
評価	抑うつ	不安	空間記憶能力
方法	直径10cmのガラス円柱水槽で6分間泳がせる	40×40cmの箱の中に入れ、10分間行動させる	Step1:同じ物体を2つ入れた箱で10分間行動させる Step2:2時間後、同じ箱で物体を1つ入れ替え、10分間行動させる
測定項目	マウスが泳がずに浮いている時間	箱の中央に滞在した時間	新しい物体に対する探索時間
備考	抑うつ状態では無動状態が増加する 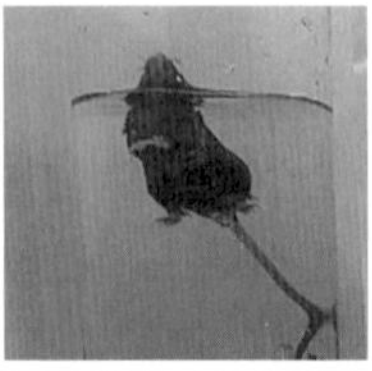	不安行動では隅を好むため、中央滞在時間は減少する 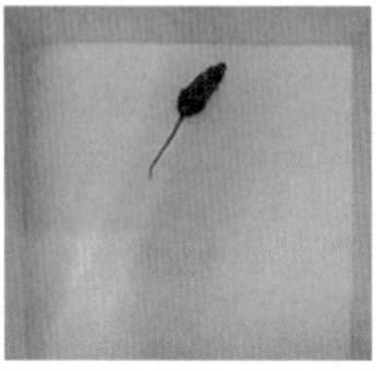	記憶能力があるほど、新規物に対する探索時間が増加する Step1 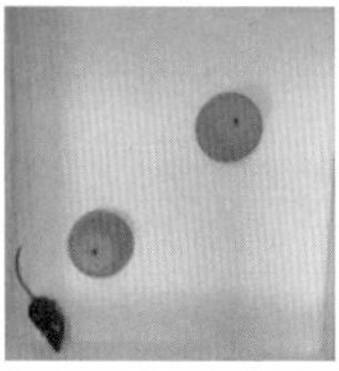 Step2 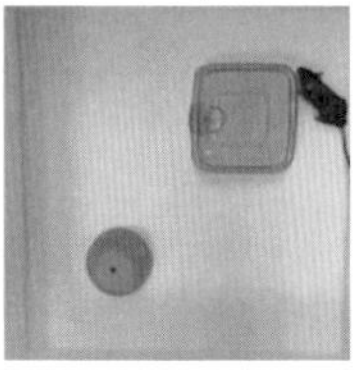

②運動の影響で脳内はどう変化したか

そこで私たちはこれが脳のどの部分のどういった働きによって改善したかを調べるために、脳の活動をとらえる脳波と、脳の中の組織を染色する実験を行いました。まず脳波に関しては、海馬に記録電極を挿入し、脳の活動を記録して先に説明したSWRやシータ波が変化をしているかを調べました。SWRは、ノンレム睡眠の際におもに記録され、記憶の脳内での定着に関与していると考えられており、シータ波はマウスの脳活動の活発な状態で、記憶の形成・学習に関連すると考えられています。実験結果では、健常マウスと比較して、うつ病モデルマウスではSWRの発生頻度が有意に減少しましたが、運動リハビリテーション群ではSWRの発生頻度が回復しました。シータ波の解析結果でも、健常マウス比で、うつ病モデルマウスでは記録時間中のシータ波の時間割合や出現頻度の有意な低下が見られましたが、運動リハビリテーション群ではこれらの発生頻度が回復していました。さらに脳内組織染色の結果では、海馬の神経新生※9が、健常マウス比でうつ病モデルマウスは抑制傾向にありましたが、運動リハビリテーション群では回復傾向にあり、さらに炎症と関連がある細胞の形状も変化していることがわかりました。

これらの結果は、運動リハビリテーションによって、うつ病モデルマウスの脳活動がより正常に近い状態に変化し、さらに脳内の炎症をおさえると同時に、新たな神経細胞の生成に関与していることを明らかにしています。運動というリハビリテーション行為が、うつ症状の行動だけではなく、脳の中まで変化させてい

※8　有意
偶然ではなく、要因や意味があると考えられること。

図表5　マウスの移動の軌跡

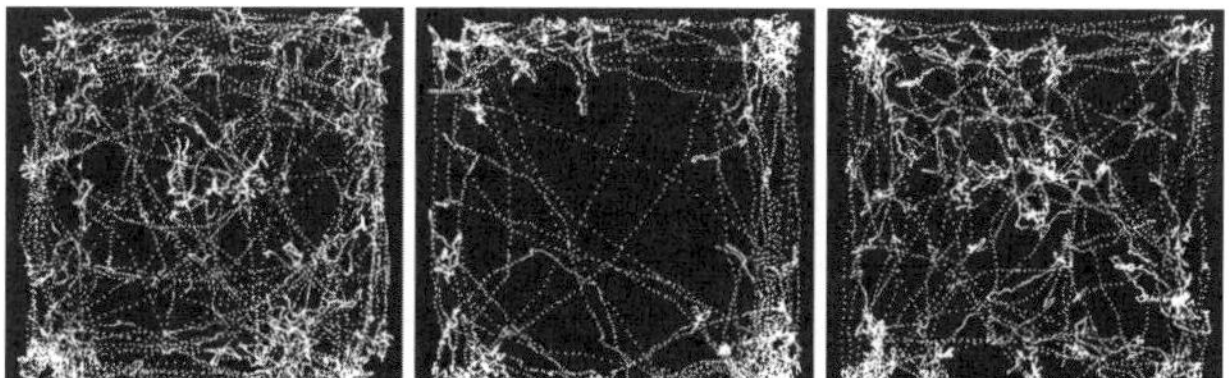

※9　神経新生
脳の中の神経細胞が新しく生成されること。

ることを証明しています。

運動ができない場合のリハビリテーション

一方うつ病の運動リハビリテーションの問題点として、うつ病の患者さんにとっては運動を行うことが難しいという現実があります。何もやる気が起こらない、動くことができないというのもうつ病の症状だからです。そういった際に、運動せずに脳活動自体を変化させる方法もすでにうつ病治療として行われています。では、脳内神経の働きを調整でき、大きな意味でのリハビリテーションにもなります。では、脳活動を調整するとはどういうことでしょう。脳の働きを外的に変化させることは可能なのでしょうか。

実際にリハビリテーションに用いるためには非侵襲的[※10]である必要があり、うつ病治療に用いられている「ニューロモジュレーション」と呼ばれる方法に、TMS[※11]があります。TMS治療では、頭蓋骨にコイルを乗せてコイルに電流を流し、その電流で磁場を発生させ間接的に脳内の神経細胞を興奮させ、脳の活動を変化させる手法です。

TMSにより非侵襲的に頭蓋骨の外から脳を刺激し脳活動を変えられるようになりました。うつ病では先ほど説明した通り、前頭葉（脳の前頭部）のネットワーク接続がうまくいっていないことやその活動が低下していることが示されています。そこで非侵襲的脳刺激であるTMSを用いて前頭葉の脳活動を増

※10 **非侵襲的**
体に負担を与えないことを意味し、皮ふや体の開口部に器具の挿入を行わないこと。

※11 **TMS**
経頭蓋的磁気刺激法。Transcranial Magnetic Stimulationの略。

強させ、うつ症状を改善させようというのが本治療法の目的です。TMSはすでにうつ病の治療として保険適用が認められ、さまざまな病院・クリニックの精神科で使用されています。うつ病患者さんにTMS治療を行うことによって脳の活動自体を変化させ、うつ症状の改善や再発率を下げることが可能です。以前は、脳を刺激するためてんかん発作を引き起こすという報告がありましたが近年、日本臨床神経生理学会がTMS治療の安全な刺激プロトコルに関するガイドラインを作成し、それに従えば特に大きな副作用はなく、ほとんどの場合頭皮に鈍い痛みを感じる程度です。現在、保険診療として可能なニューロモジュレーションはこのTMS治療だけですが、研究レベルでは、磁場ではなく電気や超音波で刺激をする経頭蓋電気刺激や収束超音波刺激もあります。特に経頭蓋電気刺激では、脳内に微弱な電流を流すことによって脳活動を調整でき、機器も簡便でさまざまな運動訓練とも合わせられるので、今後リハビリテーション治療への発展が期待されています。

運動には数々の効果がある

運動には骨や筋肉を強化したり、心臓や肺の機能を高めたり、血流を改善させたりする効果があります。うつ病に対する運動リハビリテーションの効果はそれだけではなく、脳自体に作用し脳活動を改善させる効果があることを私たちは発見しました。また脳自体の活動を変化させる手法として、運動だけでなく、ニューロモジュレーションという手法も開発され、こうした手法を用いることで脳の活動や脳の中の神経のネットワークを変化させ、より健康に近い状態に回復させることが可能となりました。こういった運動やニューロモジュレーションによるさまざまな効果は現在リハビリテーションの分野で研究が進み、近い将来必ず運動リハビリテーションの本質が見えてくるでしょう。

運動は、うつ病だけでなくさまざまな病気や障害の予防治療になると期待されています。リハビリテーションは私たちの予想をはるかに超えて発展を続け、今後もその役割は非常に増していくと考えられます。

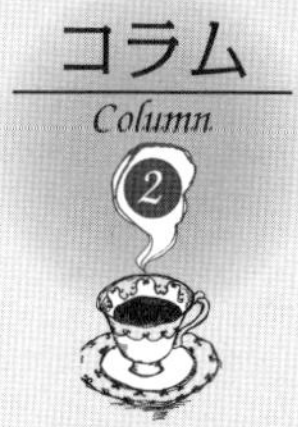

脳死状態と植物状態のちがい、説明できますか？

医学研究科脳神経生理学　教授　飛田 秀樹

人の死は、心臓死ではなく「脳の死」であると定義されていますので、この両者のちがいを読者のみなさんが明確に区別できることが大切です。すなわち脳の働きの「動物的機能」と「植物的機能」を知ることが重要です。

動物的機能とは、「刻々と変化する外部環境」を、視覚や聴覚などの「感覚系」と生後に形成される「記憶」をもとに、その状況を的確に脳で「認知」・「判断」し、神経や筋の「運動系」を使い、最適な行動を遂行できることをいいます。すなわち、私たちが動物としていきいきと生きるために重要なシステムです。一方、植物的機能は、生きるための基本的なシステムであり、脳幹がその働きを担っています。

脳死状態とは、動物的機能と植物的機能の「両方の働きが喪失している状態」を指しています。植物状態とは、わずかでも呼吸・循環など「脳幹の働きが残存し働いている状態」を指します。呼びかけや痛み刺激に対し運動性応答がないため、外見上は脳死状態と植物状態を見分けることはできません。しかし、音などに対する脳幹の応答性が、脳死状態では認められないのに対し、植物状態では観察されるのです。

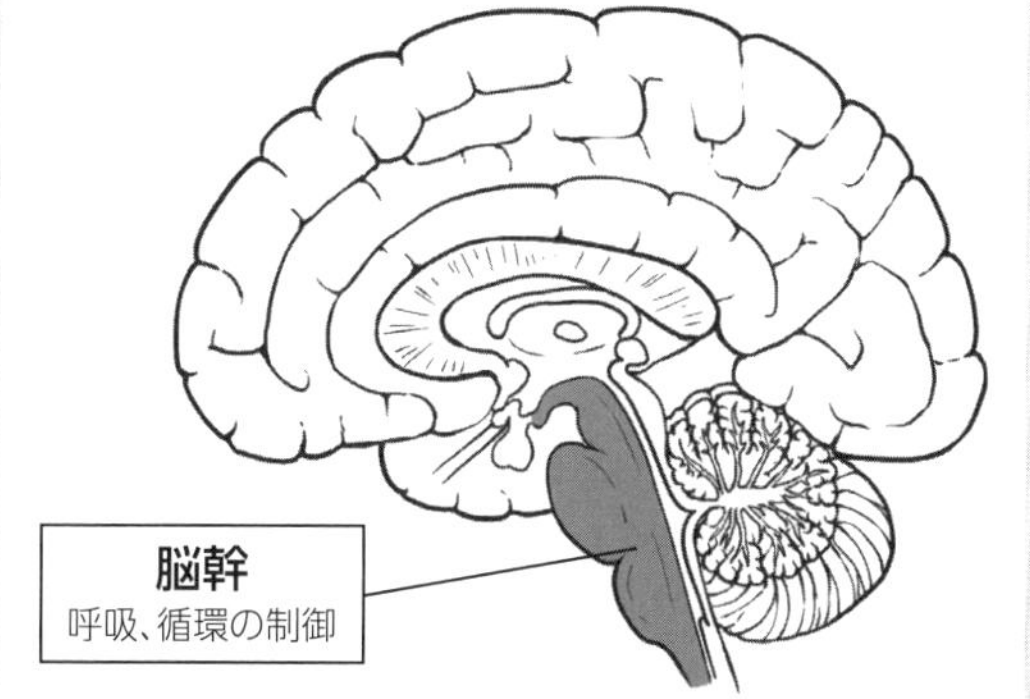

ストレスは悪者か ～レジリエンスを高める

名古屋市立大学　学長　浅井 清文

ここまで読み進めてきてくださると、ストレスの概念やストレスに対する生体の反応とそのしくみ、その結果生じる症状や病気について理解を深めていただけたことと思います。最後に、ストレスの概念の広がりとストレスへの対応する力としての「レジリエンス」について考えてみたいと思います。

ストレスの概念

ストレス（ｓｔｒｅｓｓ）とは、元来は物理や工学の分野で物体に外部から力を加えた時に生じるゆがみ（応力）を指す単語でした。ヒトをはじめとする生物が外界から受ける刺激に対する反応にこの単語を用いたのは、カナダのマギル大学の生化学者ハンス・セリエ（写真1）です。彼は、1936年7月4日号のネイチャー誌に「多様な有害物質によって生じる症候群」[※1]と題した論文を発表し、ストレスという概念を定義しました。この論文には「stress」という単語は出てき

写真1　ハンス・セリエ(1907-82)

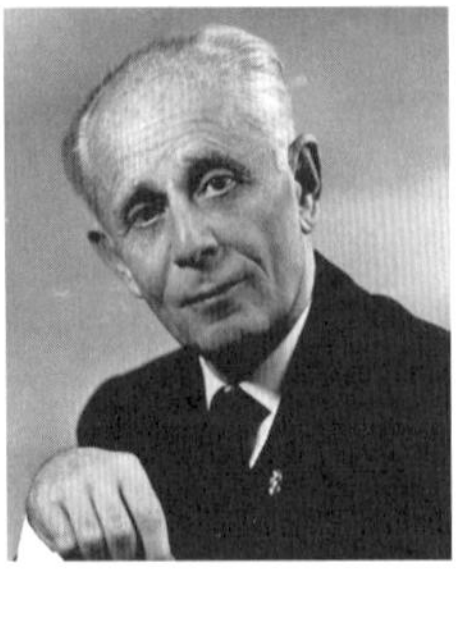

Portrait photographique d'Hans Selye, professeur émérite à l'Université de Montréal.

（撮影:Jean-Paul Rioux, 出典:Wikimedia Commons）

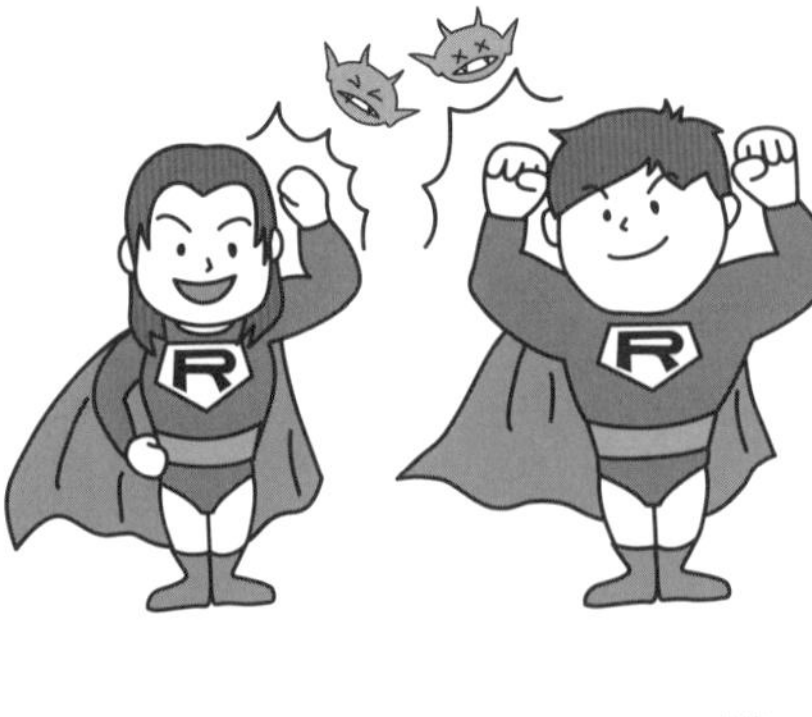

ませんが、セリエが１９５６年に著した「The Stress of Life」によってストレスという言葉が一般に広まったといわれています。

細胞レベルへ拡大されたストレスの概念

セリエから始まったストレスの研究は、当初は、生体の全身の反応を対象としたものでした。外部からの物理的、化学的、生物的な要因（ストレッサーと呼んでいる）に加え、ヒトのような高等生物の場合は心理的要因により、生命に関わる危険信号と関知すると、即座に自律神経である交感神経系の興奮による副腎からのアドレナリンの分泌が上昇します。これにやや遅れて、脳下垂体からの指令により副腎から糖質コルチコイドが過剰《かじょう》に分泌され、一連のストレス反応が生じます。当初は、このような内分泌系を中心とした生体バランスの異常と、それにともなう疾患についてくわしく調べられてきました。

一方、細胞生物学や分子生物学の研究が発展するにつれ、ストレスにともなう反応を細胞や分子レベルで解析しようという動きが広がりました。その先駆けとなったのが、１９７４年の熱ショックタンパク質の発見といえるでしょう。ショウジョウバエは、分子生物学の研究モデル生物として利用されてきましたが、その幼虫を熱にさらすと細胞内に特定のタンパク質がすみやかに増えることが発見され、熱ショックタンパク質（ＨＳＰ）※2と名付けられました。その後の研究により、ＨＳＰは、ショウジョウバエだけでなく、ヒトのようなほ乳動物から得られ

※1 原題はSelye, H.A. A Syndrome produced by Diverse Nocuous Agents. 1936。

※2 HSP
Heat Shock Protein の略。

た細胞や、大腸菌などの細菌でも誘導されることが見つかり、あまねく生物に存在することが分かってきました。加えて、高温のみならず、低温、低酸素状態、細菌感染や炎症、エタノール、活性酸素、紫外線、飢餓（低ブドウ糖）などの刺激、すなわち、細胞レベルでのストレスにより誘導されることも見いだされてきました。

さらには、熱ショックタンパク質以外にも細胞レベルで物理化学的な刺激により誘導されるタンパク質群が数多く見つかり、現在では、ストレスタンパク質と総称されています。

小胞体ストレスとは

もうひとつ、細胞レベルでのストレスを考える上で重要なのが、小胞体ストレスという概念です。小胞体は、細胞の中にある構造物（細胞内小器官という）の1つです。遺伝情報のＤＮＡから転写されたｍＲＮＡは、同じく細胞内小器官の1つであるリボソームにおいてタンパク質に翻訳されます。この段階ではタンパク質は1本の紐の状態で、その後、小胞体において折りたたまれ適切な立体構造になることにより、その機能を発揮することができます。細胞内部または細胞外部から物理化学的な刺激が細胞に加わると、小胞体の機能に異常が生じます。小胞体においてタンパク質が正常に折りたたまれなくなり、不良タンパク質として蓄積していくことが分かりました。１９９０年代後半から研究がさかんにあり、細胞生物学の研究者は、この状態を小胞体ストレス応答と呼ぶようになりました。この反応は、酵母からほ乳類の細胞まで共通したものであることもわかり、このストレス状態が重度になったり、長期間持続したりした場合は、細胞はアポトーシス[※3]を引き起こすことも知られています。

※3　**アポトーシス**
プログラムされた細胞死。

物質レベルで心をとらえる

私が脳科学の研究を始めた1989（平成元）年ごろ、日本では記憶を支える神経回路の研究がさかんであり、心の問題（精神疾患などの領域）を分子レベルで解明しようという研究は少なく、浅学な私は、そのような領域の研究には考えおよびませんでした。

1993年春、留学の機会を得た私は、カリフォルニア大学サンフランシスコ校（UCSF）にあるアーネスト・ギャロ・クリニック・アンド・リサーチ・センター（EGCRC）で博士研究員として働き始めました。この研究室は、当時（おそらく現在も）世界最大規模のワイナリーであるE&Jギャロ・ワイナリーが設立した寄附講座で、アルコール依存症の分子メカニズムを解明することを目的としていました。当時、私はアルコールにより引き起こされる多幸感が神経経路を変化させることにより依存状態が生じるといった程度に考えていたのですが、驚いたことに、この研究室でのアプローチはまったくちがっていたのです。お酒にふくまれるエタノールそのものが、直接、細胞に作用し、遺伝子発現[※4]やタンパク

※4　**遺伝子発現**
遺伝子が持つ遺伝情報が、さまざまな生体機能をもつタンパク質の合成を通じて具体的に現れること。

質の機能を変化させるという仮説の下に研究が行われていました。実際、細胞培養液にアルコールを私たちが深酒したぐらいの濃度で添加すると、培養細胞ではアデノシンという神経伝達物質の輸送タンパク質の機能が変化したり、細胞内へ信号を伝えるGタンパク質の発現量が変化したりすることが見いだされていました。つまり、エタノールは脳細胞に直接作用し、その遺伝子発現や機能を変化させるのです。

ちょうど、この1990年代前半から、神経症やうつ病、統合失調症といった精神神経疾患を、物質レベルで解明しようという研究が活発となってきました。これら脳神経科学の研究の発展にともない、ストレスが脳神経系に与える影響の研究もさかんになり、そのストレスによって引き起こされるうつ状態も、くわしい病態がわかるようになってきたのです。

レジリエンスとは

「レジリエンス」[※5]とは、物理学の領域で、ストレスに対する単語として、外力によるゆがみをはね返す力を指すものですが、最近では、ストレスがかかり弱った心の状態からの回復力、復元力を指す言葉として使われるようになってきました。

ストレスに耐える力として「ストレス耐性」[※6]という概念もありますが、レジリエンスは、しなやかに耐え、その状態から回復する力を指しています。現時点で

※5 **レジリエンス**
resilience（英語）。

※6 **ストレス耐性**
stress tolerance（英語）。

は、レジリエンスの概念も、心の持ち方など、精神的な面が強調され解説されていますが、研究が進むにつれて、レジリエンスをもたらす物質的な裏付けがわかってくることでしょう。

運動も脳にとってはストレス

ストレスは、脳神経系の細胞レベルでは神経細胞の活動（興奮）をもたらしています。興奮が過度になり細胞が疲弊した状態ともとらえてよいでしょう。一方、私たちが普段行っている運動も、神経細胞に興奮を引き起こしており、細胞からすればストレスと同じ回路を刺激しており、ちがうのはその程度のみととらえることができるでしょう。運動による神経細胞の興奮においても、ストレスによる興奮の場合と同じような物質が働いていることがわかっており、運動は、ストレスによる損傷と修復を、くり返し神経細胞に与えているともいえるでしょう。

このようなことを考えると、運動は、ストレスに対するレジリエンスをもたらす鍵となるかもしれません。

ヒトとストレス

ストレスは、生物にとって生き延びたいという原始的な欲求ともいえます。特にヒトの場合は、高次の脳機能を持つことによって、ストレスを感じた状況を記憶し、その記憶を思い出すだけでもストレス反応を生じるという、特有の問題もあります。

ストレスに対応する手段として、ストレスを回避することが一番の解決策ですが、現代社会では、特に心理的なストレスを取り除くことは容易ではありません。これからの研究によってレジリエンスをもたらす分子的な裏付けがわかれば、運動をはじめ効果的なストレスへの対応ができるようになることでしょう。

執筆者プロフィール

飛田 秀樹　ひだ ひでき　●医学研究科脳神経生理学　教授（副研究科長）

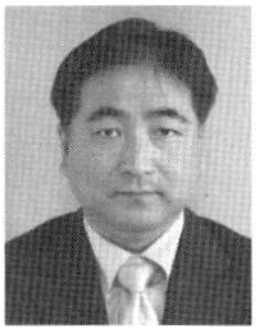

95年名古屋市立大大学院医学研究科博士課程修了。シカゴ大学留学後の97年に助手、その後講師、准教授を経て09年より名古屋市立大医学部教授。専門は、神経科学一般、脳神経生理学。細胞療法やリハビリによる運動機能再建、発育期の情動形成機構の研究に挑戦している。

林 秀敏　はやし ひでとし　●薬学研究科細胞情報学　教授

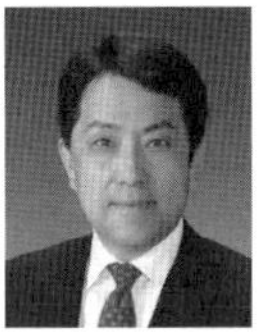

87年東京大大学院薬学系研究科博士後期課程修了。87年帝京大薬学部、89年金沢大薬学部、90年名古屋市立大薬学部助手、講師、准教授、96年カナダトロントThe Hospital for Sick Children 研究所を経て、08年より名古屋市立大薬学部教授。21年よりSDGsセンタ　長兼務。専門は、生化学、分子生物学、腫瘍学。日本薬学会理事。

久保田 英嗣　くぼた えいじ　●医学研究科共同研究教育センター　内視鏡医療センター　准教授

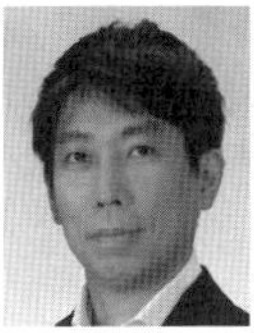

95年名古屋市立大医学部卒業。15年名古屋市立大医学部講師を経て、18年より名古屋市立大医学部准教授、内視鏡医療センター長。専門は、消化器内科学、消化器内視鏡学、機能性胃腸疾患。日本消化器病学会評議員、日本内視鏡学会評議委員、日本消化管学会代議員。

小栗 卓也　おぐり たくや　●名古屋市立大学医学部　臨床准教授／公立陶生病院脳神経内科　部長

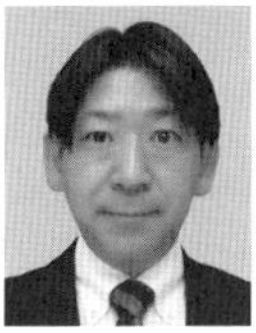

09年名古屋市立大大学院医学研究科博士課程修了。14年より公立陶生病院脳神経内科部長、23年より名古屋市立大医学部臨床准教授。専門は、睡眠医学、認知症。世界睡眠医学会（World Sleep Society）国際睡眠専門医に本邦初認定。日本臨床睡眠医学会にて理事、19年第11回学術集会組織委員長。

丸山 哲史　まるやま てつじ　●医学研究科腎・泌尿器科学　東部医療センター　教授（診療担当）

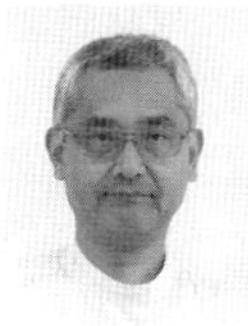

06年名古屋市立大大学院医学研究科博士課程修了。10年より名古屋市立大医学部附属東部医療センター（※）泌尿器科部長を経て、22年より副病院長。23年より中央手術部部長（兼務）。専門は、泌尿器科、小児泌尿器、夜尿症。22年日本小児泌尿器科学会優秀論文賞。

※旧名古屋市立東部医療センター

明智 龍男 あけち たつお ●医学研究科精神・認知・行動医学 教授

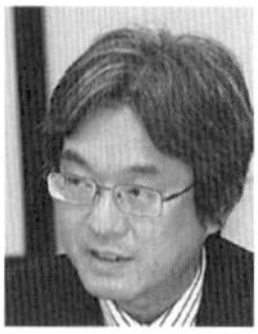

91年広島大医学部卒業。95年国立がんセンター、04年名古屋市立大医学部助教授を経て、11年より同大医学部教授。17年より名古屋市立大学病院副病院長。専門は、精神腫瘍学、緩和医学、心理社会的介入。著作に『がんとこころのケア』など。

生田 克夫 いくた かつお ●名古屋市立大学 特任教授 ／ いくたウィメンズクリニック院長

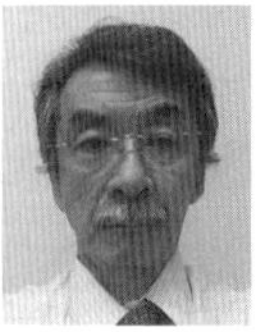

76年名古屋市立大医学部卒業。名古屋市立大産科婦人科助教授を経て、00〜03年同大看護学部教授、03年いくたウィメンズクリニック院長、23年より同大特任教授。専門は、生殖生理、生殖内分泌。今日の助産監修。

田中 智洋 たなか ともひろ ●医学研究科消化器・代謝内科学 准教授

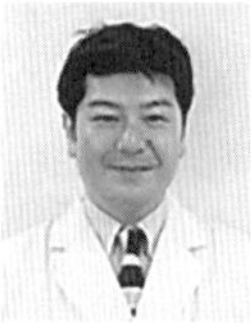

98年京都大医学部卒業。12年京都大特定准教授を経て、17年より名古屋市立大医学部准教授。専門は、内分泌・代謝内科学、肥満症。井村臨床研究奨励賞、高峰譲吉学術奨励賞、日本肥満学会学術奨励賞、名古屋市立大学学長表彰を受賞。

蒲谷 嘉代子 かばや かよこ ●医学研究科耳鼻咽喉・頭頸部外科学 講師

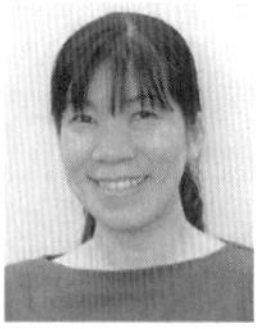

01年名古屋市立大医学部卒業。14年名古屋市立大医学部助教を経て、21年より同大医学部講師。専門は、神経耳科学、特に、めまい・平衡、耳鳴。

小川 成 おがわ せい ●人間文化研究科臨床心理コース 寄附講座教授

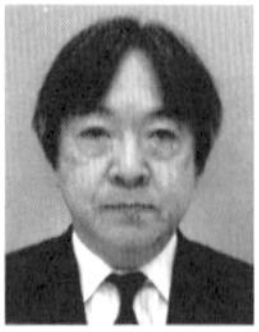

10年名古屋市立大大学院医学研究科博士課程修了。10年名古屋市立大助教、16年同病院講師を経て、19年より名古屋市立大大学院人間文化研究科寄附講座教授。専門は、認知行動療法、不安障害、気分障害、慢性疼痛。

髙石 鉄雄　たかいし てつお　●理学研究科生命情報系　教授 ／ 高等教育院長

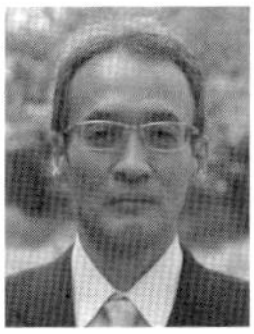

88年神戸大大学院教育学研究科修士課程修了。06年京都大学にて論文博士取得。89年名古屋市立大教養部助手を経て、12年より名古屋市立大大学院理学研究科教授。専門は、応用生理学、バイオメカニクス、健康科学。著作に『自転車で健康になる』など。

古賀 弘之　こが ひろゆき　●人間文化研究科社会と教育　准教授

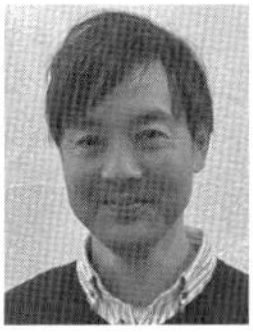

06年広島大大学院教育学研究科学習開発専攻博士課程修了。博士(教育学)。07年名古屋市立大人文社会学部講師を経て、08年より同大人文社会学部准教授。専門は、音楽教育学、音楽心理学、音楽療法。リトミック研究センター研究室研究員、日本音楽療法学会認定音楽療法士、ノードフ・ロビンズ音楽療法士、臨床心理士、公認心理師。

植木 美乃　うえき よしの　●医学研究科リハビリテーション医学　教授

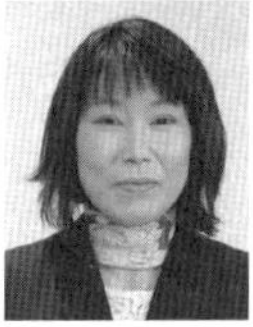

06年京都大高次脳機能総合研究センター博士課程修了。
06年米国国立衛生研究所、10年名古屋市立大医学部助教を経て、20年より同大医学部教授。23年よりみらい光生病院副病院長。専門は、電気生理学、脳機能イメージング、ニューロリハビリテーション。

浅井 清文　あさい きよふみ　●名古屋市立大学　学長

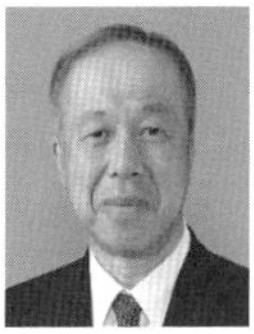

89年名古屋市立大大学院医学研究科博士課程修了。89年名古屋市立大医学部助手98年助教授、01年教授、19年名古屋市健康福祉局 医監・名古屋市保健所長を経て、22年より同大学長。専門は、神経化学、小児科学。日本神経化学会評議員、日本医用マススペクトル学会監事。

名市大ブックス⑬

ストレスとは?
～あなたに合う生き方のヒント

2023年6月30日　初版第1刷　発行

編　著　名古屋市立大学
発行者　勝見啓吾
発行所　中日新聞社
〒460-8511 名古屋市中区三の丸一丁目6番1号
電話 052-201-8811(大代表)
052-221-1714(出版部直通)
郵便振替 00890-0-10
ホームページ https://www.chunichi.co.jp/corporate/nbook/
印　刷　長苗印刷株式会社
デザイン　全並大輝
イラスト　mikiko　木村美咲

ISBN978-4-8062-0805-1 C0047

名市大ブックスに関するご意見・ご感想を
下記メールアドレスにお寄せください。
ncu_books@sec.nagoya-cu.ac.jp
(名古屋市立大学 総務部広報室あて)